いやなストレスに負けず
心地よく働く処方箋

「会社がしんどい」をなくす本

精神科医・産業医
奥田弘美

はじめに

会社に所属して働き続けることは、常に大きなストレスとの闘いです。

自分自身で決定権を持つフリーランスや経営者とは違い、組織の一員となって働く人には常に大きな「**組織ストレス**」がつきまといます。

組織に所属して働く限り、「自分のやりたい仕事、興味のある仕事をさせてもらえない」と感じることはしょっちゅうでしょう。

またたとえ運よくやりたい仕事を任せてもらえたとしても、

「上司や顧客などから干渉《かんしょう》され、自分のやり方で仕事を進めさせてもらえない」

「周りが自分の思うように動いてくれないので、思うような成果が上げられない」

などとジレンマに陥ることもあるでしょう。

日本の社会では「**同調《どうちょう》圧力**」が極めて強く、社員には個人の意志や感情を抑えて組織の「和」を優先することが常に求められます。

日々の勤務においても、言いたいことをぐっと我慢《がまん》して笑顔で対応しなければならないこともあります。ときには「なぜ、あんなひどいことをする人が許されるのか？」「能力もない人が、なぜチヤホヤされるのか？」などと理不尽を感じることもあるでしょう。また、「なんでこんな無駄なことやらなくちゃいけないのか？」と首をかしげたくなるような社内ルールや習慣にも黙って従わなければなりません。

２０１８年に行われた厚生労働省による調査では、仕事や職業生活に関して強いストレスを感じる人の割合が、20代で57・6％、30代で64・4％、40代で59・4％、50代で57％と、どの年代でも半数以上となっています。

強いストレスの内容については、各年齢層とも「仕事の質・量」がトップであり、次いで「対人関係」や「仕事の失敗、責任の発生」がトップ3を占めています。

こうした状況に加えて２０２０年に発生した世界規模の新型コロナウイルス感染症のために、働く環境や人間関係にも大きな変化が生まれています。コロナ感染者を出さないために人が集まる機会が極度に減らされ、急速にリモートワーク化が進んだことで、組織内での人間関係がどんどん希薄になっているのです。

私は精神科が専門の医師ですが、約10年前から「産業医」を中心に仕事をしております。現在、約20社の会社の産業医を担当し、多数のビジネスパーソンの心身の健康をサポートしています。その中でコロナ禍を経て、働く人のストレスが減ることなく、どんどん高まっている状況をひしひしと感じています。

産業医として担当している会社の社員と面談をすると「リモートワークになって体は楽になったけれども、同僚や上司とうまくコミュニケーションがとれなくなった」「気軽に質問できなくなって、問題を抱え込むことが増えた」「ほとんど人と会わなくなって孤独感が強くなった」と話す人が少なくありません。

世間では**リモハラ**（リモートハラスメント）といった言葉も出現しています。

そして一度は下がりかけていた自殺者数も増加に転じていることからも、心を病む人が急増していることがうかがえます。

ますますストレスが増している現実を考えると、「今は元気でも、これから自分も『**心の危機**』が訪れるかもしれない」と覚悟し、予めストレスを迎え撃つための準備をしておく必要があるのです。

私の経験では、1人のビジネスパーソンが入社から定年までの間に、少なくとも3回は「心の危機」に陥る可能性が高くなると考えられます（なぜ3回なのかは、本書をお読みになれば理解していただけると思います)。

この本を手に取ってくださったあなたも、もちろん例外ではありません。

そこで本書では、私が産業医の業務で出会ったさまざまな「心の危機」の事例を具体的に示しながら、ストレスに負けず、会社で元気に働き続けるための「考え方のコツ」や「心身のケア法」をお伝えしていきたいと思います。

備えあれば憂いなし！　あなたやその周りの方が、心も体も健康に、末永くイキイキと活躍していただけるよう、本書をぜひお役立てください。

第Ⅱ部

危機は3回訪れる！

第 I 部

「会社がしんどい」のはなぜ？

日本の会社で働いている人で「ストレスは全くありません」という人はいないのではないかというぐらい、組織に所属しているだけでストレスを感じてしまいます。

日本で働く人にとって最大の〝ストレス源〟は、会社という組織そのものに根差しているのかもしれません。なぜ多くの人が、「会社がしんどい」と感じるのでしょうか？

長年、精神科医、また産業医として働く人のメンタルサポートに携わってきた経験から、しんどさの正体を突き止めるための「6つのキーワード」を発見しました。

それが、【同調圧力】【過緊張】【変化ストレス】【成果ストレス】【人間関係ストレス】【リモートワーク】の6つです。

会社で人とちょっと違うことをしただけで非難される【同調圧力】。ＩＴ化が進み仕事が効率的になった反面、忙しさのあまり自律神経がやられる【過緊張】。昇進や異動、そしてプライベートでの結婚、出産などがきっかけでストレスが倍増する【変化ストレス】。仕事の量・質ともにハイレベルを要求される【成果ストレス】。パワハラ、セクハラ、モラハラを代表とする【人間関係ストレス】。そして新しいストレス源である、やっかいな【リモートワーク】。

この6つの正体と対策をこれから解説していきます。この第Ⅰ部を読み終えると、「なるほど、コイツのせいだったんだ！」と肩の力が少し抜けるようになるはずです。

1章

同調圧力

「和」を大切にするからストレスがある！

なぜ誰もがストレスを抱えているのか？

現在、日本の会社で働いている人に「ストレスはありますか？」と尋《たず》ねたら、「ありません」と答える人は、ほとんどいないのではないかと思います。

きっと本書を読んでいるあなたも、日々何らかのストレスを感じていることでしょう。

私は産業医としてさまざまな年代のビジネスパーソンと「面談」をします。話を聞くと、どの年代でどのポジションの人でも、組織で働くがゆえのストレスを感じていることがわかります。

彼ら彼女らの話を聞いていると、組織の中に存在している「**同調圧力**」が大きなストレス源になっていることがよくあります。

日本人には同調圧力が非常に強いという国民性があり、組織では常に人の「**和**」が大切にされます。「和」というと聞こえはよいですが、集団で「和」を保とうとすると必ず個人の「意思」や「希望」は抑制されてしまいます。

会社で働く人の中には、この同調圧力に押しつぶされそうになって、悩んだり心身の調子を崩したりしている人も多いのです。

私が面談した人たちは、こんなふうに同調圧力の被害を語ってくれました。

▼「もっと会議の時間を短縮して効率よく時間を使おうと提案したら、先輩社員から『若手は普通はそんなことを言わないもんだ』と非難され、その会議のメンバーから外されてしまった」

▼「ランチ休憩《きゅうけい》の仲間に加わらずに仕事を頑張《がんば》り、大口の契約が取れてほめられた。ところが、それからというもの、その仲間の飲み会に誘われなくなった」

▼「もっと有給休暇を取るようにと人事から通達がきたので、仕事をちゃんと調整し

た上で、土日と組み合わせて長めの休みを申請した。すると同僚から『この部署では、そんな長い休暇はとらないシキタリなんだけどね』と文句を言われた」

今までと違うやり方をしたり意見を言ったことで周りの反感を買い、何らかの圧力を受ける。こういったことで悩む人は、意外と多いのです。

ちょっと意見しただけで
反発が！

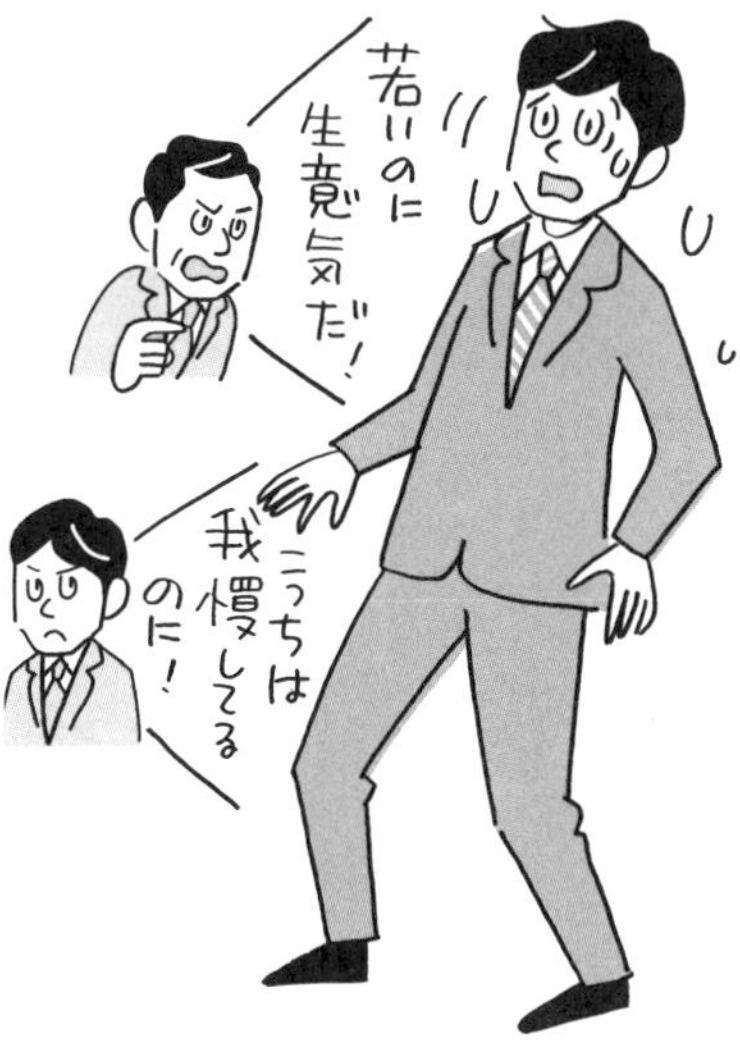

一方、圧力をかける側の人たちの心理は、次のようなものです。

▼「自分は周りに気を使って言いたいことも言えずに我慢しているのに、あの人は言いたいことを言って、上司に可愛がられている。許せない！」

▼「自分は周りの人との和を大切にしようと仕事が忙しいときも無理をしてランチに付き合っているのに、あの人はそういうことを全く無視して自分だけ成績を上げている。憎たらしい！」

▼「自分は周りに気を使って有休を取るのを我慢しているのに、平気で連続して休みを取る人がいる。いくら仕事に影響がないといっても、それってどうなのよ？」

私たち日本人は、物心ついたときから幼稚園や小学校という集団の中で「みんなと仲よく」することが最も大切であり、「わがままを言うのはダメ」「ケンカをしてはいけない」と教え込まれ続けて大人になっていきます。

いわゆる「ゆとり教育」以降では、学校でも「個性」を重視する教育がなされているように見えますが、それはあくまでも「個別の能力」を伸ばす上でのことであり、集団生活の中においては「和を乱さないこと」が最重要視されていることには変わりがありません。むしろ学校の現場からあらゆる面で「競争」の要素が削減された結果、「みんなと仲よく同じように行動しなさい」という圧力がより強くなったといえるでしょう。

実際に私が面談する社員の中でも、20～30代の若い人ほど「周りの空気を読む」ことを重視し、「下手に悪目立ちしたくない」と思っている人が多いように感じます。

とにかく学校生活や部活動、友人との付き合いなどすべての場面において、その集団の**マジョリティー**（多数派）に従うことが求められ、1人だけ勝手な行動をすることは慎《つつ》しむべきという暗黙のルールがすり込まれてきた結果、会社という仕事をするための組織においても、反対意見を主張したり自分だけ違う行動をするだけで、「あの人はわがままだ」「空気が読めない」などと陰口を叩かれたり、仲間外れにされたり、ときにはリーダーから叱責《しっせき》を受けてしまうのです。

日本人は昔からイジワルだった!?

日本人の同調圧力を生みやすい気質は、さまざまな研究からも明らかになっています。

社会心理学の研究では、稲作文化の伝統にもとづく「**ムラ気質**」が強く残っているために、集団における協調性を保とうと個人の勝手な行動を排除しようとする傾向が強いことが指摘されています。

例えばアメリカ・バージニア大学のトーマス・タルヘルム博士の研究チームは、米を栽培する地域の人々は、小麦を栽培する地域の人々に比べて、集団的で全体主義的な傾向が強くなるという研究結果を２０１４年に科学誌『サイエンス』に発表しました。米を栽培するほうが労働量が多く、近隣の人々と協力する必要があるために相互依存性が強くなり、逆に小麦を栽培する地域は自立的・分析的に考える傾向が強くなる、と結論づけています。

つまり米を栽培してきた日本では、常に個人より集団が優先され、そこに所属する人々も集団の雰囲気に流されやすいというわけです。

また悲しいことに、日本人は欧米人よりも、イジワル行為をしやすい性質があることも、いくつかの研究で報告されています。

例えば大阪大学社会経済研究所（当時）の西條辰義教授らが行った実験の結果、日本人は米国人や中国人より「自分の取り分を減らしてまでも、相手の取り分を減らそうとする傾向」が強いという結果が出たそうです。ちなみに米国人や中国人は、「自分の取り分が増えること」を「相手の取り分が減ること」より優先する傾向が強いとか。

西條教授らは、この「自分の取り分を減らしてまでも、相手の取り分を減らそうとする」行動を「**スパイト**（いじわる）行動」と名付けています。

２０２０年から世界を覆った「コロナ禍」においても、**〝自粛警察〟**や**〝マスク警察〟**が行う異常な嫌がらせ行為が話題になりましたが、感染を極度に恐れているはずの人たちが、自ら感染リスクが存在する街に出向き、店や人に嫌がらせを行うというのは、まさにこのスパイト行為にほかなりません。

このような気質が我々日本人には根付いており、「１人だけ得をすることは許さない」「１人だけよい思いをさせないぞ」というスパイト感情が集まった結果、集団での非生産的な同調圧力となって表れてしまうということを、まずはしっかりと認識しておく必要があります。

私が精神科の外来で診察した患者さんの中には、「コロナがそれほど怖いウイルスとは思ってないけど、自分は政府や会社の言う通りに外食もせずに自粛している。それで街で**楽しそうに外食している人たちを見ると猛烈に腹が立ってイライラする**から、にらみ付けてやる」などと言う人が複数いました。

これもスパイト的思考にほかなりませんが、コロナに関連せずとも会社組織の中にはこのような思考が渦巻いています。先ほど紹介した、「自分は我慢しているのに、あの人は言いたいことを言っていて許せない」「平気で連続して休みを取る人がいるが、それってどうなの」という考え方がまさにそうです。

日本人がこうした感情を抱きやすく、同調圧力の高い民族であることは、日本で生まれ育った人ならば数々の体験を通して身にしみて知っているでしょう。

日本が個人主義の欧米諸国に比べて、「息苦しい社会」と言われるのは、まさにこの同調圧力が原因であることは間違いありません。

そして多くの人が同調圧力にできるだけ逆らわずに、スパイト行為を受けないようにと、常に周りの目を意識しながら生きているのです。

同調圧力の中でストレスなく働くには

会社員として仕事をするならば、このような同調圧力は避けて通ることができません。

評論家の佐藤直樹氏と演出家の鴻上尚史氏による共著『同調圧力：日本社会はなぜ息苦しいのか』（講談社現代新書）の中でも、「**同調圧力を一気に消し去る特効薬はない**」とした上で、同調圧力の「正体」を知ることが大切だと説かれています。

先ほど例に挙げた、「若手のくせに生意気だ」「みんな我慢しているのに休みを取るのか」などに似たような理不尽な言いがかりをつけられたときには、それこそが同調圧力であることに気づくのが第一歩です。

そして組織でなるべくストレスなく働くには、自分ができるだけスパイト感情を抱かないように、そしてスパイト行為を行わないように心がけることも重要です。

そのためにはスパイト感情を持って同調圧力をかけそうな人たちのグループには、極力加わらないことが、自己防衛につながります。

「類は友を呼ぶ」とはよく言ったもので、スパイト行為を行う人の周りには、同じような人が集まり、グループが形成されます。

これは会社だけではなく、地域のコミュニティーでもＰＴＡでも趣味の集まりでも同じです。私も病院やＰＴＡなどの組織で、仲間うちで悪口や陰口を言い合うグループに出会ってきました。

ただ、そこに入る、入らないの選択は、自分次第です。

小さくて閉鎖的な集団ほど、そのグループに入らなければ独りぼっちになってしまうリスクがあるため、グループで行動したくなる気持ちはわかります。

しかしグループで固まっている人たちは、外から見ていると親しげで楽しそうに見えますが、実際はそのメンバーでいるために強い同調圧力に耐えていることも少なくありません。そのグループから一度、逸脱《いつだつ》してしまうと、今度は「裏切り者」と見なされて攻撃が始まり、ときには村八分のようないじめがなされることもあります。

だからこそ**〝つかず離れず〟**のスタンスでグループに属さないでいることのほうが、長い目で見ればストレスは少ないのです。

「自分に課せられた仕事を着実に仕上げていくこと」が、会社において求められることなのですから、「職場ではみんな

〝つかず離れず〟ならストレスが少ない

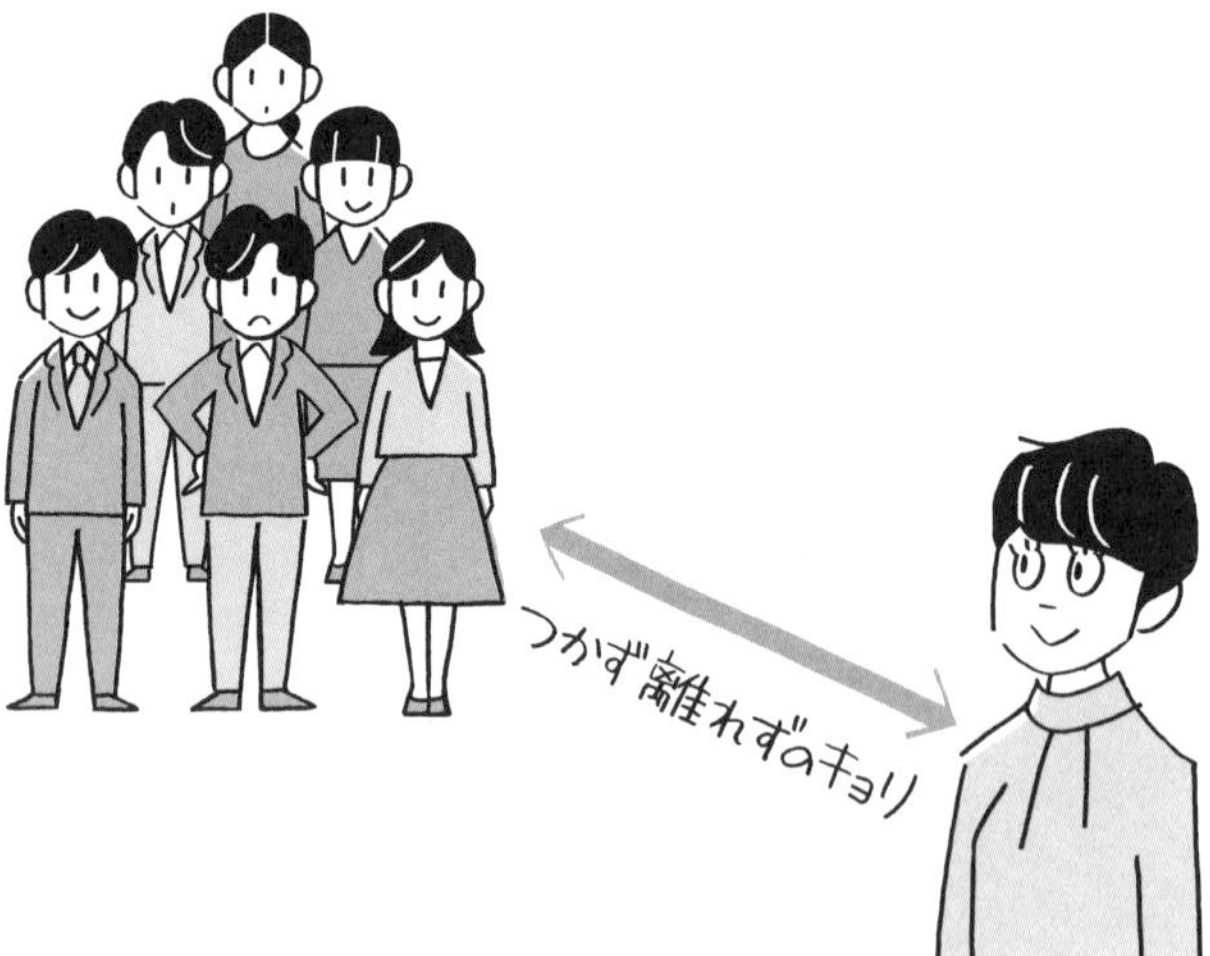

と必要以上に仲よくする必要も、同じ行動をする必要もない」と意識を切り替えれば、同調圧力を受けにくいスタンスを確立することも可能なのです。

会社員は、自分が所属する部署が会社によって決められます。同調圧力をかけてくるグループと一緒に働かなければならなくなった場合、ときには「**嫌われてもよい**」と開き直ることも有効です。

会社が最終的に判断するのは、「その人自身が、会社の業績にとってプラスに働いているかどうか」です。学校やママ友グループとは違いますから、周りの人と仲よくやっていけるかどうか、協調性があるかどうかが、個人の実績よりも優先的に評価されることは滅多にありません（もちろんほかの人の仕事に損害を与えるレベルの協調性のなさで職場を混乱させている場合は、いくら実績があっても問題となりますが）。

以前、ある会社で優秀な成績を上げている営業部のエース社員と面談をした際に聞いた、こんな言葉が印象に残っています。

「周りの同僚と足並みをそろえて仲よくやろうなんて全く思っていません。自分がやりたくないことにはハッキリ、ＮＯと言います。自分から組織の和を乱すことはしませんが、

理不尽だと思うことに無理して同調はしません。もちろん同調圧力をかけてくる人もいるけど、そんなことを気にする暇があったら、売り上げを1万円でも増やしたいですね。そちらのほうが会社の役に立ちますから」

このように言い切ることができたのは、インセンティブで個人の実力が確実に評価される営業職ならではなのかもしれません。ただ職場の人間関係には深入りせず、友情のような強いつながりを求めずに、ビジネスライクにとらえることが、同調圧力による被害を予防するコツだと思います。

もちろん仕事の内容によっては、どうしても周囲と協調することが求められてしまうこともあるでしょう。また中には「自分は周囲に認められるような優れた成績を上げる自信はない」「どちらかというと気が弱いほうで、孤立するのが心配」という人もいるかもしれません。ですが、それでも自分なりに〝つかず離れず〟のスタンスで仕事にのぞみ、同調圧力をかけてくるグループとは必要最低限の関係をキープすることが、組織で生き抜くコツといえます。さらにいざというときの自衛策として、5章で紹介する「パワハラ・いじめに関する知識」も押さえておきましょう。

組織で働く以上は、同調圧力によるストレスを完全にゼロにすることは難しいですが、ここに挙げたような考え方や姿勢を持つことで、その影響をなるべく最小限にすることが大切なのです。

2章

過緊張

「仕事が気になって眠れない」はキケンなサイン

不眠や抑うつへと発展する「過緊張」とは？

私がビジネスパーソンの面談を通じて感じるのは、「**過緊張**《かきんちょう》」の状態に陥ってメンタルの不調や体調不良を訴える人が、この20年間でどんどん増えているということです。

過緊張とは、「**自律**《じりつ》**神経の交感**《こうかん》**神経が過剰に緊張した状態**」です。

自律神経には、日中に血圧や脈拍数を上げてアクティブに活動できるよう心身を緊張させる**交感神経**と、夜に心身をリラックスさせて穏やかな眠りに誘う**副交感**《ふくこうかん》**神経**とがあります。この2つは車の両輪のようにバランスをとって働いており、昼間のＯＮ《オン》タイムには交感神経が優位になり、帰宅後にくつろぐＯＦＦ《オフ》タイムには副交感神経が優位になることで、心身の緊張とリラックスを調整してくれます。

しかし昨今、この調整がうまくいかず、交感神経による緊張が長く続いてしまう人が急激に増えているのです。

私がカウンセリングや診療をする中で、最も多い体調不良の原因となっているのが、この過緊張に関する症状です。

過緊張の初期の兆候《ちょうこう》は、例えば次のようなものです。

▼家に帰っても頭の中で仕事や職場のことをずっと考えてしまって落ち着かない

▼日中に上司（または同僚、クライアント）から言われた言葉が、寝る前になっても頭から離れない

▼明日すべきことが山積みで常に時間に追われ、夢の中でも仕事のことを考えている感じがする

つまり仕事や職場のことが気になって、「気が休まらない」「リラックスしにくい」「しょっちゅうイライラしている」「妙に焦りや不安を感じやすい」というわけです。

そしてこれらがひどくなると、次のような**不眠**の症状が出てきます。

▼寝床に入っても何時間も寝つけない

▼寝ついても、職場や仕事の夢ばかり見て、夜中に何度も目が覚める

▼わずかな時間しか寝ていないのに、目が覚めてしまってそれ以上、眠れない

こうした不眠の症状が週に何度も起こるようになると、次第にうつ病の一歩手前である**「抑《よく》うつ状態」**に移行してしまいます。

▼朝になっても疲れがとれず、体がだるい

▼仕事に行く気力がわかず、気持ちがどんよりする

寝つけないのは過緊張のサイン

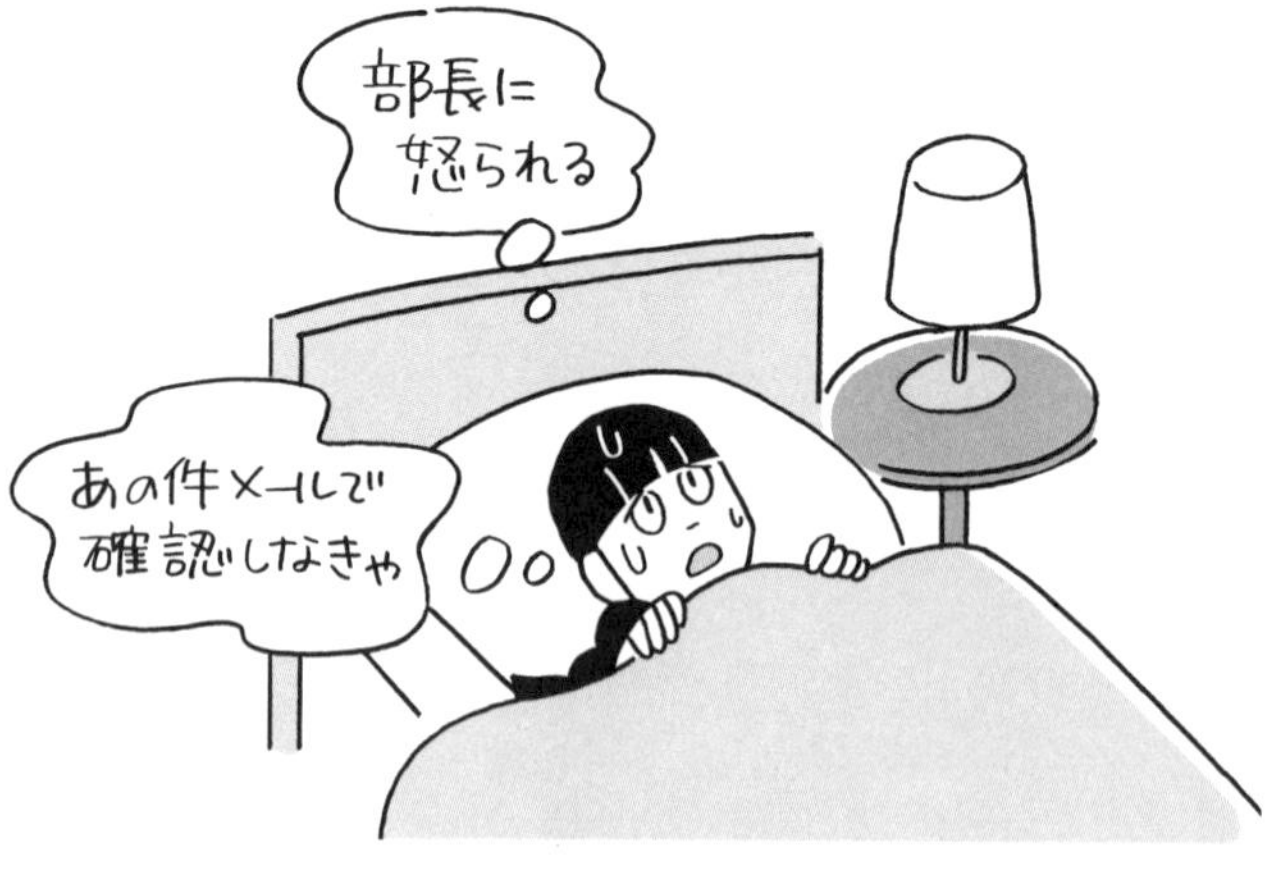

▼会社でも仕事に集中できず、頭がボーっとする
▼何をしても楽しくないし、興味がわかない

こんなふうに、過緊張から不眠、抑うつという流れに陥りかけた経験はありませんか？

過緊張はストレスフルな日本社会で働く人なら誰もが経験する可能性のあるものです。かくいう私自身も、過緊張の症状を自覚することがあります。物事に几帳面《きちょうめん》で神経質な人、何事にも妥協したくない完璧《かんぺき》主義な人は、特に過緊張が起きやすい体質かもしれないので注意が必要です。

ＩＴによって過緊張が増幅される

過緊張が働く人に蔓延《まんえん》するようになった原因の１つは、急速に進んだＩＴ化です。

厚生労働省がまとめた報告書によると、携帯電話の普及率は１９９０年代後半から急激に上昇し、２０００年に52・６％、２００９年に91％となっています。インターネットについても同様で、１９９０年代後半から普及が加速し、従業者１００人以上の規模の企業では２０００年以降に普及率がほぼ１００％になっています。

また内閣府の消費動向調査では、２０２０年のスマートフォンの普及率は全世帯の8割を超えており、20～50代では95～98％となっています。

ＩＴ化によって、劇的な変化が起きました。会社での仕事やプライベートの生活が便利になり、効率化されたのは喜ばしいことですが、心身にもマイナスの影響が現れてしまっているのです。


ＩＴが実現した過度な効率化によって、私たちの日常からはことごとく**〝スキマ時間〟**がなくなり、心身の余裕も奪われてしまいました。

例えば出張にしろ商談にしろ、ＩＴの機能で最も効率よく交通機関を乗り継いで目的地に着く方法がすぐにわかるようになりました。しかしこれは、裏を返せば、時間的な余裕を加味する必要がなくなったことで、仕事と仕事の合間にちょっと息抜きする、といった時間がどんどん消滅してしまっているということです。

かつて昭和のアナログ時代には、交通機関で移動するときには必ず時間的な余裕を持って出発し、先方の会社近くの喫茶店や公園のベンチなどでアポイントまでの待ち時間を潰《つぶ》すのが普通でした。他社での商談が早めに終わった場合でも、「会社に帰るまで、ちょっと一息」とこっそりと休息をとって、仕事の疲れを癒《いや》すことができたわけです。

また携帯電話がなかったころは、会社から一歩出れば、その人がどこで何をしているかが上司でも把握のしようがありませんでした。ところが今では、仕事のスケジュールはすべてネット上で管理・共有され、誰がどこで何をしているのかが一目瞭然《りょうぜん》になっています。

〝スキマ時間〟は無駄なものと見られがちですが、実は仕事から離れて脳と体をリラックスさせるという効果があります。

ずっと複雑な問題について考えていたり、気の抜けないやりとりを続けたりしていると、緊張状態が続き、どんな人でも疲れ果ててしまいます。

ちなみに「**24時間戦えますか？**」という栄養ドリンクのキャッチコピーがヒットしたのは、１９８０年代の終わりから１９９０年代の初めにかけてでした。このころは「長い時間働くことが美徳」という古い時代だったわけですが、当然ながら24時間ぶっ通しで働くと、誰もが過労死してしまいます。当時のサラリーマンたちは、アナログな時間の中で、自然に発生していた〝スキマ時間〟を活用して、緊張を緩《ゆる》めていたのです。

しかし今では、緊張を緩める貴重な〝スキマ時間〟が発生しなくなり、産業医として面談をしていても、「**常に時間に追いかけられている**ような気がする」「やらなければいけない仕事が次々と降ってくるので、昼食の時間さえない」と訴える社員が少なくありません。

効率化によって無駄に長い会議や残業が減り、業務の効率が上がったのはよいのですが、ＩＴによって**業務の密度が上がりすぎてしまい過緊張を誘発している**ことは間違いありません。

ＯＮとＯＦＦの境目が消えてしまった！

過緊張になりやすいのは、〝スキマ時間〟の消失だけが原因ではありません。

ＩＴにより、私たちはいつでもネット経由で世界中とつながることができるようになり、24時間絶え間なく情報が入ってくるようになりました。そのため、いつでもどこにいても仕事ができてしまいます。

上司や部下、クライアントとも、携帯電話やメール、チャットを通じて、昼夜関係なく連絡をとることも可能になりました。

外資系企業などで働いていると、早朝や深夜に自宅から海外の相手と頻繁《ひんぱん》にミーティングをすることもあります。

このような状況は、一言でいうと、**ＯＮタイムとＯＦＦタイムの境目が消えてしまっている**ことを意味します。

パソコンやスマートフォンなどのＩＴ機器によって、ＯＮ（仕事中）とＯＦＦ（休み）の切り替えがどんどんあいまいになり、夜であっても休日であっても、なかなか仕事から離れられない人が急増しているのです。

例えば頭痛がする、動悸《どうき》がしてめまいがする、頭がさえて寝つけない、といった症状を訴えて面談に来た社員からは、次のような話を聞きました。

▼「店舗を統括《とうかつ》するエリアマネージャーをしているので、休日であっても店舗から相談の電話がしょっちゅうかかってくる。度重なる電話で休日もゆっくりできず、電話が鳴るたびにビクッとして、動悸がするようになってきた」

▼「上司から、夜でも休日でも関係なく仕事のメールが入ってくる。上司からは『思いついたら忘れないように送っているだけだから、すぐに返信しなくてもよい』と言われているが、つい見てしまい返事もしてしまう。最近は、新しいプロジェクトがスタートしたばかりでメールも多く、返信していると睡眠不足になることもしばしば。メールの着信があるたびにイライラするようになり、夜になっても寝つけなくなってきた」

▼「外資系企業に転職してから、夜中や早朝に海外との会議が入るようになった。する

と、頭がさえてしまって会議のあとに眠れなくなり、慢性的な睡眠不足になって持病の頭痛も悪化し、日中にもミスが増えてしまっている」

これらはＯＮとＯＦＦの境目が消えたことによって過緊張になっている典型的なケースです。

ＳＮＳがもたらす予想外のストレス

この20年で普及した、フェイスブックやツイッター、ＬＩＮＥといった**ＳＮＳ**（ソーシャルネットワークサービス）を使って、昼も夜もコミュニケーションをとる人が急速に増えています。

実はこのＳＮＳを使ったコミュニケーションも、過緊張を起こす要因になっているのです。

多くのＳＮＳは、対面で行うコミュニケーションと違い、相手の表情が見えず、声も聞こえないため、どうしてもすれ違いや誤解が生じやすくなります。

相手と意気投合していたと思っていたのに、ふとした拍子に強い調子で非難されたり、ひどい言葉を投げつけられたり……こうしたトラブルを経験したことはないでしょうか。

▼「あるニュースについて自分の意見を書いたら、反対意見の人から反撃のコメントが入って驚いた。しかも執拗《しつよう》に絡《から》んでくるのでイライラして眠れなくなった」

▼「相手の投稿に励《はげ》ますつもりで、『たぶん考えすぎだよ、気楽にいこう』とコメントしたら、『考えすぎってどういうこと？ 私の被害妄想《ひがいもうそう》だって言いたいの？』と相手が急に怒りだした。ショックでその夜は何も手につか

SNSで思わぬトラブルに巻き込まれる

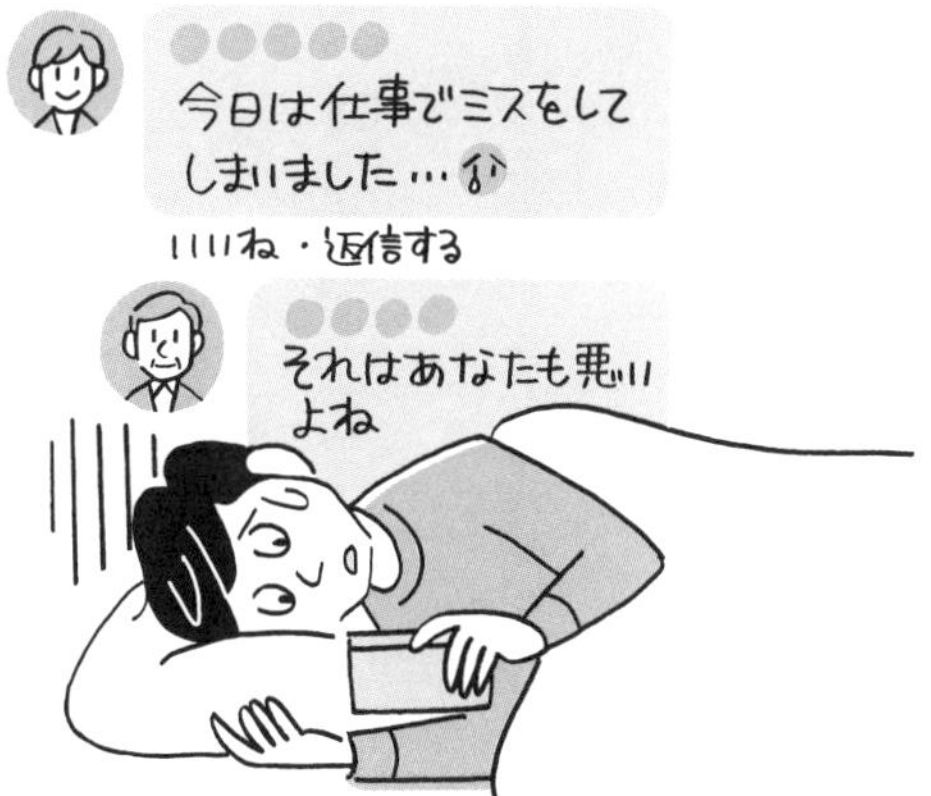

なくなった」

また誰かが投稿した楽しそうな写真や出来事が、自分の感情をネガティブに刺激してしまうこともあります。

▼**「仕事で失敗して憂うつな気分になっていたときに、SNSで友達が昇進したと自《じ》慢《まん》する投稿を見て、ますます自分が情けなくなって、その夜はなかなか寝つけなかった」**

▼**「1人暮らしで寂《さみ》しいと思ってSNSを開いたら、友達が仲間とはしゃいでいる写真が投稿されていて余計に寂しくなって泣いてしまった」**

ネガティブな気持ちや怒りの感情は、夜になってせっかく副交感神経が優位になって筋肉がほどよく弛緩《しかん》し、心身ともにのんびりとリラックスモードに入っていた状態を、たちまち緊張状態に戻してしまいます。貴重な休息時間が奪われ、睡眠の質も下がってしまうことが多いのです。

振り返ってみれば、携帯電話すらなかった昔は職場から自宅に帰ると、外部との通信手段は固定電話だけでした。しかも家に1台の電話しかなく、よほどの親しい人や緊急の用事でもない限り、夜に電話がかかってくることもなかったのです。

私も「夜遅くに他人の家には滅多なことで電話してはいけない」と親から教わったのを覚えています。

ＳＮＳが普及し、夜でも不特定多数の誰かとコミュニケーションがとれるようになった現在と比べて、昔の夜は格段に穏やかであり、心身をリラックスさせることができていたのでしょう。

パソコンやスマホを長時間使うことで体調不良に

あなたは1日に何時間、パソコンやスマートフォンを使っているでしょうか？

これらのＩＴ機器を長時間にわたって使い続けることでも、心身に悪い影響が出ることがわかっています。

今では職場でパソコンを使ったデスクワークが仕事のほとんどを占めるという人も多いでしょう。また仕事から離れている休憩や通勤の時間でも、スマートフォンをいじっていることが少なくありません。

そのため多くの人が、**VDT症候群**（Visual Display Terminal症候群）と呼ばれる症状を抱えています。

VDT症候群とは、パソコンやスマートフォンなどのIT機器の使いすぎが原因とされる、**眼精疲労**、**肩こり**、**頭痛**、**腰痛**、**倦怠《けんたい》感**、**めまい**などの症状の総称です。

IT機器を使う時間が長ければ長いほど、全身の血のめぐりが悪くなり、肩・首・上腕・背中などの筋肉が緊張し、こりや疲労がどんどんたまります。

また近い距離でディスプレイを凝視《ぎょうし》してしまうことから、まばたきの回数が減り、視神経を酷使することで疲れ目や目の乾燥が進みます。

その結果、ときには仕事に支障をきたすほどの目の痛みや頭痛、腰痛、背中の痛みやめまいが生じ、さらに悪化すると不眠や全身の倦怠感、微熱、イライラ、抑うつなどの重い症状になったりする場合もあります。

厚生労働省の２００８年の調査によると、パソコン作業によって身体的な疲労や症状を感じている人が68・6％に上るという結果になりました。その症状としては、「目の疲れ・痛み」を挙げた人が90・8％、「首・肩のこりや痛み」が74・8％で、「腰の疲れ・痛み」と「背中の疲れ・痛み」、「頭痛」もそれぞれ20％以上となっています（複数回答）。また、パソコン作業によって精神的なストレスを感じていると答えた人が34・6％もいました。

もしかして、あなたにもこのような症状が出ていませんか？

それではＩＴ機器の使いすぎが原因の不調を予防するにはどうしたらいいでしょうか。

実は、厚生労働省は２００２年の段階ですでに、パソコンなどのＩＴ機器を使用するときのガイドラインを定めています。

それには次のような基準が示されています。

- ▼**作業の継続は60分以内とし、60分を経過した時点で10～15分の休止時間をとること**
- ▼**状況によっては、小休止を随時《ずいじ》とりいれて連続作業時間を短くすること**
- ▼**腰痛や肩こりを防止するためには、同じ姿勢を長く続けないこと**

しかしこのガイドラインで示すような休止時間をきちんととりながら仕事をしている人は、ごくわずかではないでしょうか。

私が産業医として「ＩＴ作業は60分ごとに休止時間をとるようガイドラインで定められている」という話をしても、「そんなに頻繁にパソコンから離れていたら仕事にならないよ」「根を詰めてやっていると3時間ぐらいあっという間に過ぎてしまう」という反応が返ってくるのが普通です。

ちなみにガイドラインの「**休止時間**」というのは、何もせずボーっと休むという意味ではなく、パソコン作業から離れて書類の整理や電話など別の仕事をしましょうということです。ちょっとした工夫をして、できるだけパソコン作業を長い時間連続させないようにしましょう。

ただし、その休止時間で、スマートフォンを取り出していじっていては意味がありません。イスから立ち上がって軽くストレッチしたり、オフィス内をうろうろ歩くだけでも、血のめぐりがよくなります。

また昼の休憩や通勤中などでスマートフォンを見ない時間を設けることも、ＶＤＴ症候群を予防し過緊張を和らげることにつながるでしょう。

過緊張の対策は「リラックスする時間を作る」

ここで解説した過緊張やＶＤＴ症候群の対策は、一言でいうと「副交感神経が優位になるリラックスした時間を意識的に増やすこと」に尽きます。

通常は心身を緊張させる交感神経と、リラックスさせる副交感神経がバランスよく働きますが、過緊張では交感神経ばかりが活性化してしまい、身体の調整能力が追い付かない状態になります。そのため意識的に副交感神経を活性化させてあげればよいのです。

私は副交感神経を活性化させる時間のことを「**緩み時間**」と名付けています。そして、過緊張になりがちなビジネスパーソンには、次のような「緩み時間」の活用法を提案しています。

① 睡眠を優先する日を作る

過緊張になるときは、仕事やプライベートが忙しく睡眠不足になっていることが多いもの。睡眠不足のままだと、どんなリラックス法を試しても効果が薄く、自律神経の調整能力が回復しません。「過緊張になっているな」と気づいたら、まずはしっかり眠る日を作ってください。

「今日はしっかり眠るぞ」と決めたら、仕事は先送りできるものは先送りし、自宅に帰っても家事などは最小限にして、とにかく睡眠をとることを優先するのです。

もし「仕事のことが気になって、眠りたいのに眠れない」「寝ても途中で起きてしまう」といった不眠症状が続く場合は、我慢せずに、医師に相談して睡眠導入剤《すいみんどうにゅうざい》を処方してもらうか、薬局で睡眠補助薬をもらうとよいでしょう。

なお心身をリラックスさせるための正しい睡眠のとり方については、10章で詳しく解説します。

② 帰宅したら スマートフォンから離れる

仕事が忙しかった日は、心身の緊張が普段より高まっています。そんな日は家に帰ってから、意識してできるだけスマートフォンなどIT機器から遠ざかるようにしてください。スマートフォンでSNSやゲームをやると、過緊張がひどくなる可能性があります。

忙しいときほどSNSで仕事の愚痴《ぐち》を書きたくなるかもしれませんが、「今日、クレームを受けて凹《へこ》みました」という投

ストレスフルな日は家事をサボる!

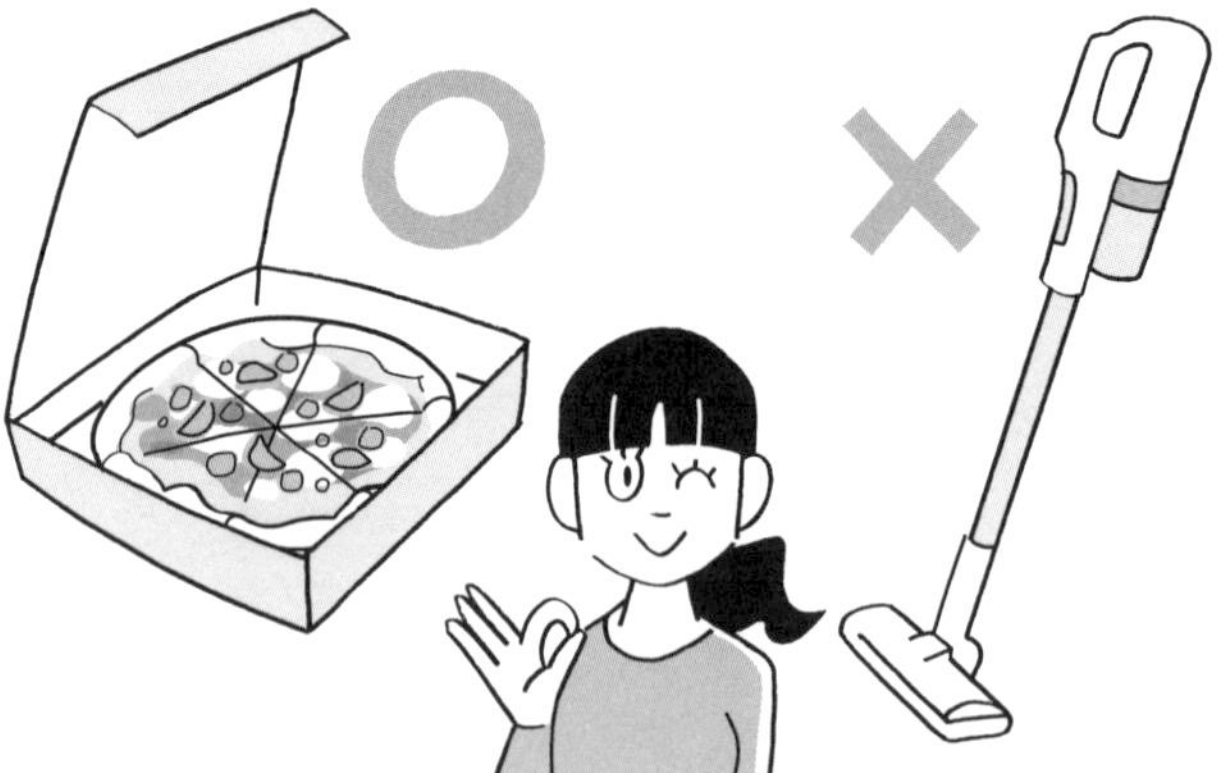

稿に対して、「それはあなたの対応も悪いね」などと傷口に塩をすり込むようなコメントが返ってくるかもしれません。

またゲームも目まぐるしく画面が変わるので、眼精疲労や肩こりなどの症状につながってしまいます。

スマートフォンをなるべく見ないことが「緩み時間」の必須条件なのです。

③ 家事はなるべくサボる

過緊張になったときの対処法は、ひたすらのんびりすることです。

家事はサボれるところはサボり、ソファーでのんびりくつろぎながら音楽を聴いたり雑誌をパラパラめくったり、家族や親しい人とゆったり会話を楽しむことをお勧めします。

ちなみに私は主婦でもあるため仕事以外にも家族の食事作りなどの家事をやらなければなりませんが、過緊張の症状を感じる日は、お惣菜《そうざい》を買ったり外食したりして、可能な限り「緩み時間」を捻出《ねんしゅつ》するように心がけ、普段より時間をかけてゆっくり入浴したりソファーでゴロゴロしたりします。筋肉がほぐれて、気持ちがリラックスするのが「緩み時間」の醍醐味《だいごみ》です。

④ 緊張感を感じる習い事はキャンセルする

習い事には、仕事と同じように心身が緊張するものもあります。そのため、過緊張の症状が出ているときには、思い切ってキャンセルしたほうがよい場合があります。

例えば私は以前は英会話教室に、今は絵画教室に通っていますが、緊張が上乗せされるように感じる日は潔《いさぎょ》くキャンセルしています。逆に同じ習い事でも、リラックスできそうだと感じるもの（例えばヨガや水泳など）は予定通り参加しても問題ないでしょう。

ただし過緊張のときは睡眠が最優先ですので、帰宅があまり遅くならないよう気をつけましょう。

⑤ 休日は、人に会わない、遠出しない

過緊張がひどく、心身が疲れていると感じる休日は、気を使うような人には極力会わず、人ごみに行ったり遠出することも避けて、のんびりと自分のペースで過ごすことをお勧めします。

たとえ遊びの約束であったとしても、「○時に待ち合わせ」「○時までに移動」などと時間に追われると、交感神経が優位になり、緊張が増してしまいます。

外出するなら近場にして、予定を事前に決めすぎず、「気ままにふらりと楽しむ」ぐらいがいいでしょう。

3章

変化ストレス

「うれしいこと」も重なるとストレスに

すべての「変化」はストレスになる

仕事でもプライベートでも、身の回りに起きるあらゆる「**変化**」が、ストレスを発生させる原因となっています。

例えば単なる気温の変化だけでも、身体にとっては立派なストレスです。1日の中で気温の差が5度以上あると自律神経に負担がかかるといわれており、春先や秋口など、1日の中で気温差が大きい季節の変わり目に体調を崩す人が多いのはそのためです。これは、「**寒暖差疲労**」と呼ばれています。

人は自律神経によって体温が一定になるように調整しています。暑いときには汗をかいたり、末梢《まっしょう》血管を拡張させて熱を逃しやすくして体温の上昇を防ぎます。寒いときには体を震わせることで筋肉を動かしたり、血管を収縮させて筋肉を固くしたりすることで体温を上げます。寒暖差が大きい時期には、こうした調整を何度も切り替えなければならなくなるので自律神経が過剰に働き疲れてしまうのです。

寒暖差疲労は、肩こり、腰痛、頭痛、めまい、食欲不振、便秘や下痢といった身体の症状や、イライラ、憂うつ、不眠といったメンタルの症状も引き起こすことがあります。これらはすべて自律神経の乱れによるものなので、先ほど解説した過緊張による症状とよく似ています。

仕事中も、さまざまな変化ストレスがあなたを襲います。

例えば上司に怒られた、業績が落ちた、ミスをした、人間関係のトラブルが起こった、などの「**嫌な変化**」がストレスになることは、誰もが経験しているでしょう。一方で、就職や昇進といった「**うれしい変化**」も、実はストレスになります。

人は何らかの変化に遭遇《そうぐう》したとき、程度の差はあるものの緊張したり警戒したりします。その変化に心身を対応させるために、普段よりも気力や体力を使うからです。

例えば異動によって新しい部署に入ったら、新しい上司や同僚に対して気を使いますし、新しいフロアや机などの環境、新しい仕事の手順などにも慣れるまで緊張しますよね。通勤場所が変わった場合は、新しい通勤経路に慣れるまで落ち着かないでしょう。

こうした変化に適応するために「身も心もピーンと張りつめている」ときは、体の中でも自律神経の交感神経が普段より活性化しています。

交感神経が活性化すると、体内でアドレナリンやノルアドレナリンが分泌され、血圧や脈拍、体温が上がり、筋肉の緊張や脳の覚醒度もアップすることが医学的に明らかになっています。こうした状態が長く続くと、先ほど解説した過緊張になるわけです。

うれしい「ライフイベント」にも要注意

プライベートにおける変化でも同様にストレスになります。例えば、子どもが学校に入学したり卒業するというおめでたいものでさえも、やはり同じです。

こうした「**ライフイベント**（日常生活における出来事）」がどれほどストレスになるかを調べた研究があります。１９６７年にアメリカの心理学者ホームズ氏とラー氏が考案した評価尺度をもとに、日本の大企業で働く１６３０人に答えてもらい、点数化したのが次ページの表です。これは、「結婚」によるストレスを50点とし、さまざまなライフイベントのストレスを０〜１００点で主観的に回答してもらったものを平均した結果です。

人生に起きる「ライフイベント」とストレス

順位	ライフイベント	点数	順位	ライフイベント	点数
1	配偶者の死	83	28	結婚	50
2	会社の倒産	74	29	性的問題・障害	49
3	親族の死	73	30	夫婦げんか	48
4	離婚	72	31	新しい家族が増える	47
5	夫婦の別居	67	32	睡眠習慣の大きな変化	47
6	会社を変わる	64	33	同僚とのトラブル	47
7	自分の病気や怪我	62	34	引っ越し	47
8	多忙による心身の過労	62	35	住宅ローン	47
9	300 万円以上の借金	61	36	子どもの受験勉強	46
10	仕事上のミス	61	37	妊娠	44
11	転職	61	38	顧客との人間関係	44
12	単身赴任	60	39	仕事量の減少	44
13	左遷	60	40	定年退職	44
14	家族の健康や行動の大きな変化	59	41	部下とのトラブル	43
15	会社の立て直し	59	42	仕事に打ち込む	43
16	友人の死	59	43	住宅環境の大きな変化	42
17	会社が吸収合併される	59	44	課員が減る	42
18	収入の減少	58	45	社会活動の大きな変化	42
19	人事異動	58	46	職場のＩＴ化	42
20	労働条件の大きな変化	55	47	家族メンバーの大きな変化	41
21	配置転換	54	48	子どもが学校を変わる	41
22	同僚との人間関係	53	49	軽度の法律違反	41
23	法的トラブル	52	50	同僚の昇進・昇格	40
24	300 万円以下の借金	51	51	技術革新の進歩	40
25	上司とのトラブル	51	52	仕事量の増加	40
26	抜擢に伴う配置転換	51	53	自分の昇進・昇格	40
27	子どもが家を離れる	50	54	配偶者が仕事を辞める	40

出典：夏目誠、村田弘 . Bull. Inst. Public Health, 42(3): 1993　を一部改変

「配偶者の死」や「会社の倒産」が非常に高い点数になっているのはもちろん、「子どもが家を離れる」「引っ越し」「子どもの受験勉強」も意外と高い点数になっています。

こうしたライフイベントが短期間に重なると、気づかないうちに自分が思っている以上のストレスを受けてしまうので要注意です。

「春」は誰もが変化ストレスで苦しむ季節

変化ストレスに最も気をつけなければならない季節が、**春**です。

日本の春は冬に比べると気温も上がり快適に過ごせると思うかもしれませんが、実は変化の連続です。ポカポカと暖かい日が続いたかと思ったら、急に真冬のように冷え込む日もあり、自律神経が休まりません。

それに加えて日本の春は、会社や学校が一斉に新年度に突入するので、入学、卒業、就職、異動、転勤、引っ越しといった大きな変化が一気に訪れるのです。

転勤に伴って引っ越しが重なることで抑うつ状態になってしまう「**引っ越しうつ**」は、精神科医にとって珍しくありません。

また自分の異動と子どもの入学・卒業が重なることでも、精神的・肉体的なストレスは大きくなります。

職場に新人がやってきた、上司が変わった、仲のよい同僚が異動になったという変化も、場合によっては大きなストレスとなり、心身の調子を乱すきっかけになることもあります。

新入社員や新入生が5月の連休明けからメンタル不調になる「**5月病**」は、春の変化ストレスによって心身が消耗してしまった代表例ですが、これは新人に限ったことではありません。

ここで典型的なケースを2つご紹介しましょう。

① 子どもの入学と自分の昇進が重なった30代女性

子どもが中学受験を終えたばかりの4月に自分が主任に昇進。「上司の期待に応えて部下の指導も頑張らなきゃ」と張り切るとともに、志望校に合格した子どものために朝早く起きて弁当を作ったり、ＰＴＡ役員に選ばれて休日に学校に出かけたりと多忙を極めていた。すると5月の連休明けごろから疲れがとれなくなり、ある朝、ひどいめまいと耳鳴りがして歩けなくなった。救急受診した耳鼻科にてストレス性の**メニエール病**と診断され、

4月はストレスが増幅されやすい！

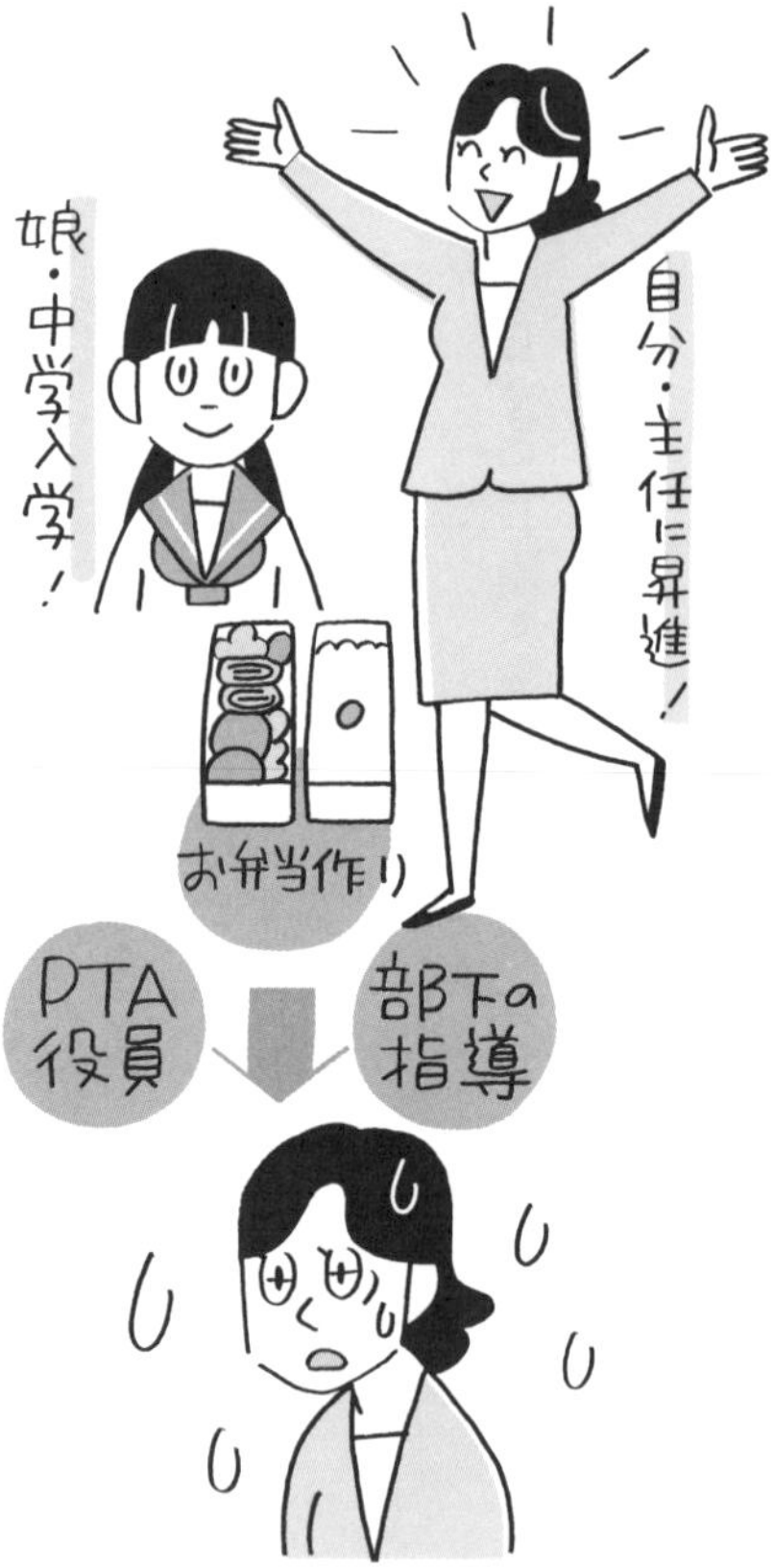

そのまま入院することになった。

② 東京本社に単身赴任した40代男性

4月に地方支社から念願の東京本社に栄転となった営業職の男性は、子どもが高校を卒業するまでは単身赴任することになった。本社で成果を上げようと毎日精力的に取引先を回り、新しい人間関係にも慣れるため飲み会や接待にも積極的に参加。金曜の夜遅くに地方の自宅に戻り、土日を過ごして月曜の早朝に東京に戻るという生活を続けていた。梅雨に入ったころから倦怠感が続くようになり、ついボーっとして小さなミスを犯し、上司から注意を受けた。それから夜になっても仕事のことが気になって寝つけなくなり、不眠症に。会社に行こうとすると動悸や冷や汗がひどくなり、吐き気を覚えるようになった。メンタルクリニックを受診したところ、過労とストレスによる睡眠障害および適応障害と診断され、休職することになった。

ここで紹介した2つの例のように、春の目まぐるしい変化に追われて気がつかないうちに無理を重ねてしまい、5月の連休で気が緩んだことがきっかけになって疲れがどっと出て不調に陥ってしまうことが、ベテラン社員にも見られます。

環境の変化があったときは、無理をせず、意識して過緊張の対策を生活に取り入れましょう。また「**変化に変化を重ねない**」ことも大切。例えば異動したときに一念発起して習い事やダイエットを始めてしまうと、ストレスが倍増してしまいます。その場合、異動先の部署で落ち着いて仕事ができるようになるまで習い事やダイエットは先送りすることをお勧めします。

4章
成果ストレス
ギリギリの人数で仕事を回すから過労に！

人間関係より仕事そのものがストレス

厚生労働省の２０１８年の調査によると、仕事をする上で何にストレスを感じるかを働く人に答えてもらったところ、「仕事の質・量」を挙げる人が最も多く、59・４％でした。次いで、「仕事の失敗、責任の発生等」が34％、「対人関係（セクハラ・パワハラを含む）」が31・３％となっています。

昔は、同様の調査では「職場の人間関係（対人関係）」が長らくトップでした。それが、２０００年ごろから、人間関係よりも仕事の質や量に対してストレスを感じる人が次第に増えていったのです。

産業医として面談をしていても、**「とにかく人手が足りない」「仕事の量が多くて終わら**

ない」と話す人が本当にたくさんいます。

▼「ギリギリの人数で現場を回しているから、ちょっと問題が起きれば、仕事が終わらなくなってしまう」

▼「1人病気で休職しても、なかなか補充《ほじゅう》してもらえない。1人1人が目いっぱい仕事を抱えている状態で、余裕が全くない」

このように異口同音に訴える社員に毎年お目にかかります。

また仕事の質に関しては、こんなストレスを訴える人が増えています。

ギリギリの人数で仕事を回しがち

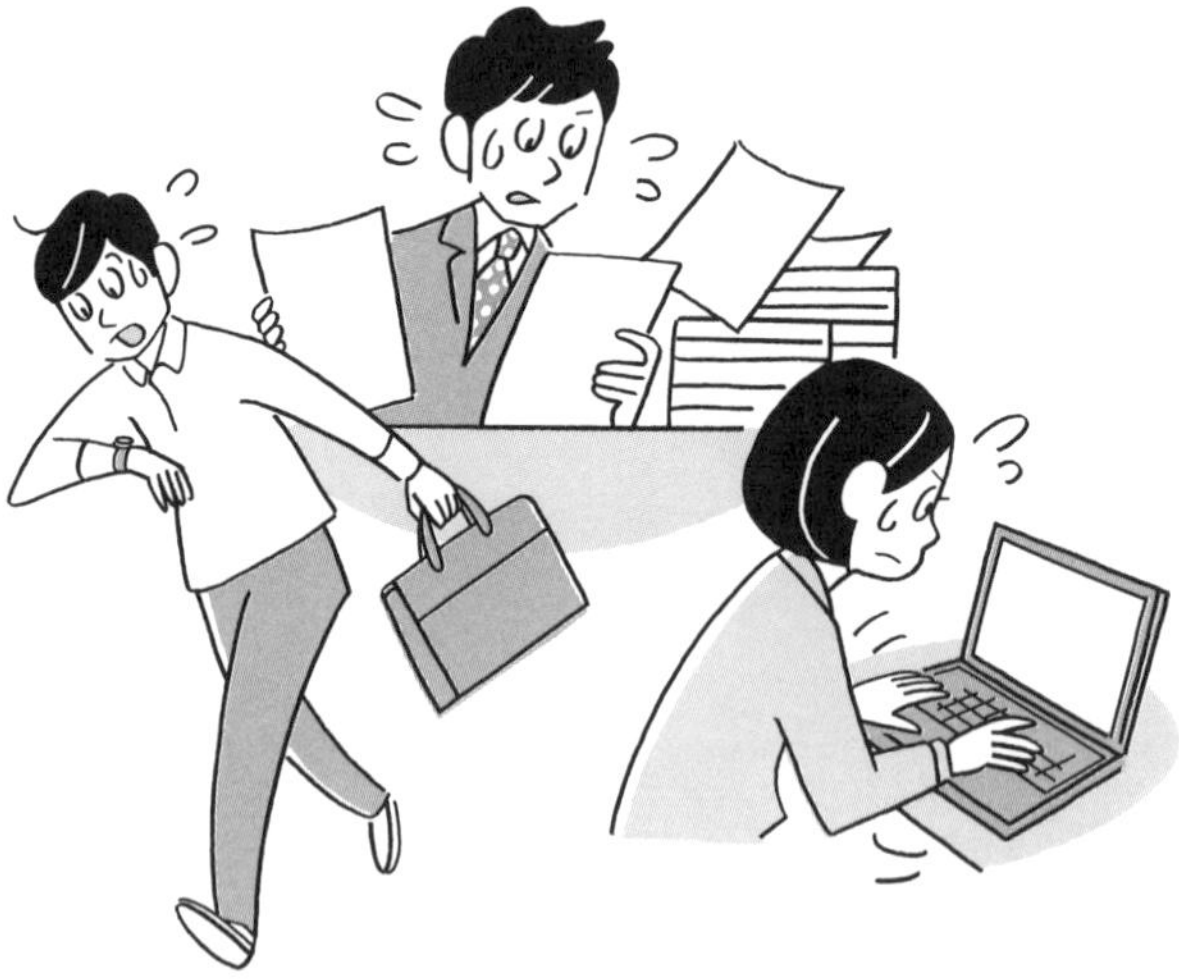

▼「上からチームの売り上げについて常にプレッシャーをかけられる。夜も仕事のことが頭から離れなくなって寝つきが悪くなっている」

▼「働き方改革で残業が厳しく規制されるようになった分、多くの仕事を短時間で処理しなければならなくなった。常に時間に追われているので苦しい」

「働き方改革」によって長時間労働が解消されても、忙しさやノルマは軽減されず、むしろ「心の余裕」はなくなってしまっていると感じている人もかなり多いのです。

背景には、就労人口の減少による労働力不足によって、1人あたりの仕事量が増えていること、グローバル化によって国内だけではなく海外の会社とも競争しなければならなくなったこと、そして職場のＩＴ化やＡＩ（人工知能）などテクノロジーの発達によって、単純作業や機械的な作業が減り、より質の高い複雑な仕事が増えたことなどが挙げられます。

そのため次のようなストレスを感じている人も増えてきました。

▼「仕事の効率化でシステムを導入されて単純作業が減った分、企画や戦略を練る仕事や会議が増えてしまい、常に頭をフル回転させなければならなくなって、非常に疲

れる」

▼「今まで契約社員として入力などの単純作業やアシスタント業務をやることが多かったが、正社員契約に変更してからは、自分で判断しなければいけない仕事が増えてしまってプレッシャーを強く感じている」

データ入力や、梱包《こんぽう》、組み立てなどの単純作業は、「つまらない」「飽きる」「やりがいがない」などのマイナスのイメージがあるかもしれませんが、実は、無心に没頭して単純作業をしているときの脳は〝**よい休憩**〟になっていて、ストレスがそれほどありません。

例えば資料をひたすらホチキス止めしているとき、パソコンで数字を入力しているとき、棚に商品を入れているときなどは、複雑な思考が必要ありません。きちんと機械的に処理さえしていけばＯＫなので、精神的なプレッシャーもほとんど発生しません。つまり脳にとっても心にとっても「ラク」なわけです。

単純作業ばかり続くと退屈でやりがいが得られませんが、逆にクリエイティブな頭脳労働ばかりをこなしていると、**ストレスやプレッシャーで神経がまいってしまいます**。

ＩＴ化やＡＩによって職場の生産性は上がる一方ですが、そこで働く人にとっては時間的な余裕や精神的な余裕がどんどん削られてしまうといった負の側面もあるのです。

常に求められる「成果」が苦しい

ビジネスパーソンが時間に追われ心の余裕をなくしてしまったのは、組織の中で常に**「成果《せいか》ストレス」**にさらされていることも関係しています。

会社組織で働く人には、「周囲と協力して仕事をする」ことと同時に、「個人としても仕事の成果を残す」ことがシビアに求められます。それこそが、成果ストレスです。

会社から支給される給料に見合った成果を求められるので、給料が上がれば上がるほど、求められる成果も高くなっていきます。

成果ストレスがあるために、会社組織で個人が受けるプレッシャーは、学生時代とは質が異なります。学生時代は、「学校や部活などでは、みんなに合わせて波風を立てなければＯＫ」であり、学業やスポーツの成果については個人の意思に任されていました。勉強やスポーツで目立った成果を上げられなくても、それなりに生きていけたわけです。

ところが会社に就職すると、周りの同僚とのチームワークが求められる一方で、会社の望む業績を個人としても上げていかなければならなくなります。この２つはときに相反《あいはん》する場合もあり、両立するためにはストレスが増大することもあります。

日本企業はかつて、**年功序列《ねんこうじょれつ》制**と**終身雇用《しゅうしんこよう》制**で成り立っており、「**成果主義《せいかしゅぎ》**」に関してはそこまでシビアではありませんでした。

会社に就職したら、そこで定年まで過ごすのが当たり前。基本的に年齢とともに賃金が上がるので、よほどの失態を犯さない限り、その会社で人生を全うできるようなシステムがあったのです。出世コースから外れたとしても、雇用が保障され、ある程度の報酬アップは約束されていたわけです。

そのため社員は、組織内で同調圧力にさらされながらも、成果ストレスについてはそれほど感じることはなく、同僚や上司・部下に対しても「**疑似《ぎじ》家族**」として愛着を持ちやすかったのです。

しかしバブル崩壊やリーマンショックなどで日本経済が長期にわたって低迷すると、年功序列を前提とした終身雇用制が維持できなくなりました。

１９９０年代に年功序列制度が徐々に解体され、２０００年以降は労働者の賃金が仕事の成果によって決まる「成果主義による報酬体系」が当たり前になってきました。

成果主義には、個人の業績に報いることでモチベーションが上がり、チーム内で競争が生まれ、生産性が上がりやすいというメリットがあります。

しかし負の側面として、自分の業績が上がらなければ給料が上がらず、業績が下がれば降格やリストラされる可能性があるので、社内の空気がギスギスしやすく、昔のような「疑似家族」としてのつながりはなくなり、精神的なゆとりも持ちにくくなったのです。

東京経済大学准教授の安田宏樹氏による２００８年の研究によると、仕事のストレスを強める大きな要因としては、「長時間労働」とともに、「**仕事の成果を厳しく問われるようになったこと**」「**成果による賃金格差の拡大**」が指摘されています。

安田氏はさらに、仕事の成果を厳しく求めることは、ストレスを強め、心身の健康状態の悪化や労働意欲の低下を招く、と述べています。

私が産業医になりたての２０１０年ごろは、長時間労働が常態化している企業が非常に多かったものの、２０１９年に施行された「**働き方改革関連法案**」によって、長時間労働は多くの会社で是正《ぜせい》されるようになりました。しかし、成果ストレスが軽減される気配は全くありません。

会社で働く人にとっては、「残業が規制されるようになった分、より短い時間で効果的に働き、仕事の成果を出さねばならない」というプレッシャーがかかるようになったのです。

成果ストレスに押しつぶされないために

成果ストレスに対して、私たちはどのように対処していけばよいのでしょうか？

いくら仕事がつらいと思っていても、次のようなことを上司にお願いするのはためらわれますよね。

▼**「ノルマのプレッシャーがつらいので、減らしてください」**

▼**「仕事の責任が重くて苦しいので、もっと楽な担当に変えてください」**

▼**「もう少し余裕をもって仕事をしたいので、仕事の量を減らしてください」**

▼**「求められている成果を上げる自信がないので、目標を下げてください」**

しかしあなたが今抱えている仕事によって、心身の調子が悪くなっているならば、ぜひ思い切って上司や社内の衛生管理者や保健師、または産業医（＊）に、正直に相談することをお勧めします。

特に次のような過緊張が原因と思われる症状が出ている場合は、遠慮している場合ではありません。

▼夜になっても仕事のことが頭から離れなくて、寝つきが悪い

▼寝ついても仕事の夢を見て夜中に何度も起きてしまう。早朝に目覚めて眠れない

▼朝になっても疲れがとれず、倦怠感が増している

▼めまい、胃腸の障害（腹痛、胃痛、ひどい下痢や便秘、吐き気など）、動悸、ひどい頭痛などを感じる

▼仕事に常に追われている気がして、落ち着かなくてイライラがひどい。同僚につい当たってしまう

▼仕事に対して抵抗感や嫌悪感がひどくなり、出社が憂うつでたまらない

▼集中力が低下していて、ケアレスミスが増えたり、仕事の能率が目に見えて低下している

＊**衛生管理者**とは、労働者の健康障害や労働災害を防止するために労働安全衛生法で定められた国家資格で、労働者が50人以上の事業所で選任する義務があります。また、**産業医**や**保健師**は、専門的な立場から企業で働く従業員の健康維持や改善を担います。産業医は労働者が50人以上の事業所で設置する義務があります。

もし会社の中で相談できる人がいないのであれば、心療内科か精神科のクリニックを受診しましょう。

心療内科や精神科のドクターは、会社に対して就労を調整するための診断書を書き慣れています。ストレスを軽減するために、業務を減らしたり、残業を免除したりすることが望ましい、といった診断書を必要に応じて書いてくれるでしょう。

心身の不調が出ている場合は、まずは心と体を適切に休ませて治療するのが最優先です。症状を放置して頑張り続けてしまうと、本格的に休職が必要なレベルのうつ病や睡眠障害、ストレス性胃潰瘍やめまいなどになる可能性があるからです。

つらいときはどうしたら…？

心身に不調をきたしているわけではなく、医師や上司に相談するほどではないけれども、「期待されている成果を達成できず、なんだか毎日しんどい」「ノルマや役職にプレッシャーを感じる」「仕事の量が増えてきてつらい」といった具合に成果ストレスを感じている人も多いでしょう。

私が産業医としてこのような相談を受けた場合、次のようなアドバイスをしています。

① 会社員人生は長い。とにかく焦らないこと

真面目で自分に対して厳しい人ほど、会社の期待や要求を真正面から受け止めてしまいがちです。しかし会社員としての人生は長いので、成果が上げられない時期があっても、自分を許してあげましょう。短期スパンで物事を見ないことが大切です。

「ま、そういう時期もあるか」と気長にとらえる気持ちがないと、成果ストレスに押しつぶされてしまいます。会社にきちんと出社し、与えられた仕事をそこそこなせているのであれば、まずはよしとしましょう。

業績を上げられずに悩んでいる社員と面談した後に、その内容を人事担当者にフィードバックすると、「確かに業績はあまりよくはないけれども、真面目に頑張ってくれているので、長い目で見て成長を期待している」といった話を聞くこともあります。

つまり「成果主義」とは言いながらも、多くの会社で求められているのは、まずは「健康をキープして、コンスタントに真面目に働く姿勢」だということです。

一時的に業績をガンガン伸ばしたとしても、それで健康を害して仕事ができなくなったり、会社を休みがちになって周りに迷惑をかけては意味がないのです。

②周りの人と自分を比べないこと

自分の成果や業績に悩んで落ち込んでしまう人は、周りの人と自分とを比べていることが多いようです。

▼「同僚の○○さんは、今期も売り上げをさらに伸ばしたのに、私は逆にダウンした」

▼「大口の商談を立て続けに成功させて部下が社内で表彰された。それに比べて自分はなんて情けないんだろう」

産業医として面談をしていると、こんなふうに他人と自分を比較することで成果ストレスを倍増させている人によく出会います。

こうした他人との比較こそが、実は成果ストレスの元凶と言っても過言ではありません。

自分と相手が全く同じ仕事を任されているというケースはほとんどありません。それなのに、つい比べてしまうのです。

学生時代は全員が「同じ問題」を解いて点数を競っていましたが、会社での仕事はそうではありません。仕事の内容が違いますし、自分の力だけでなくさまざまな人と協力して

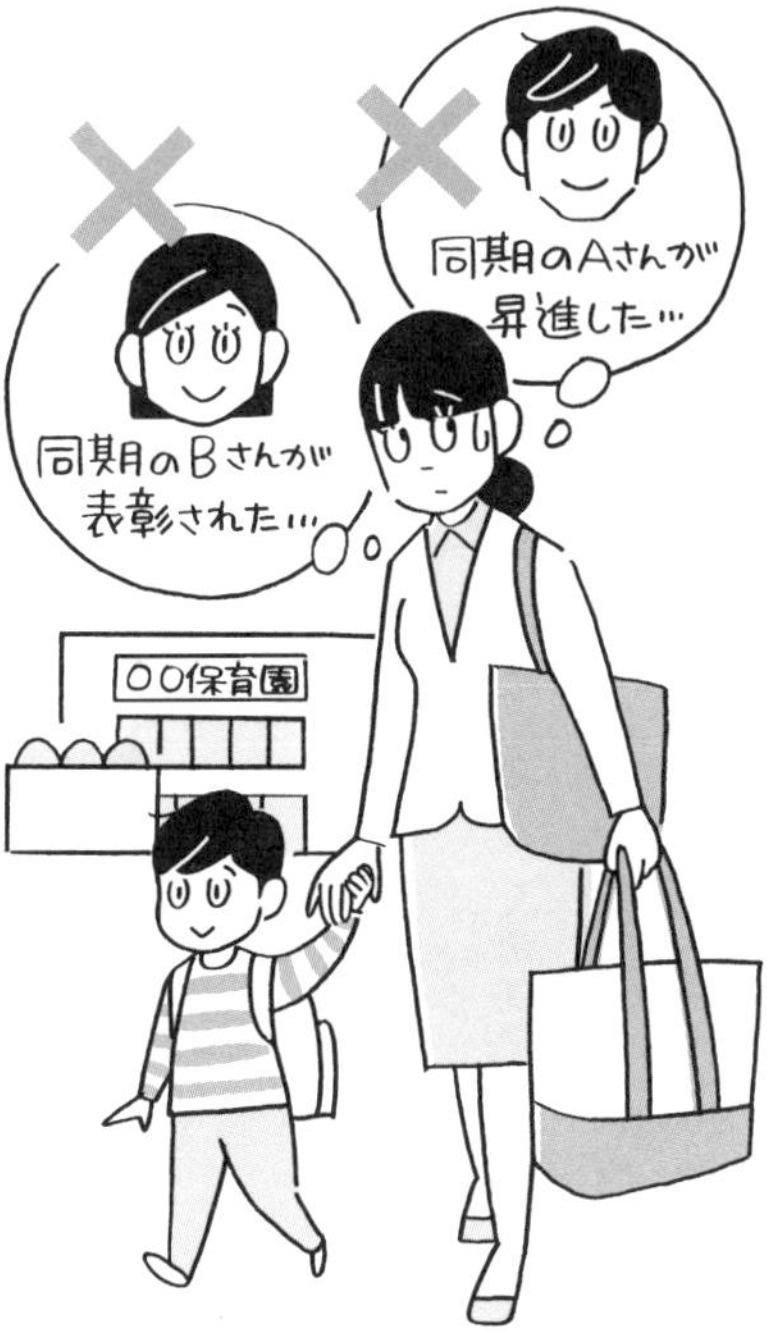

ほかの同僚と自分を比べない

成果を出すものです。

それに営業の仕事であれば、取引先の都合や方針の変更で思っていたような成果が出ないこともあれば、逆にほとんど何もしなくても想定外の受注が入ることもありますよね。また、上司が変わったことがきっかけで、業績が伸びることもあります。

こうしたことを考えると、周りの人と自分を比較することには、あまり意味がないことがわかります。

③ 仕事を抱え込みすぎていないか？

「仕事の量が多くて常に仕事に追われている」「やってもやっても仕事が楽にならない」という人は、仕事を自分で抱え込みすぎていないかチェックする必要があります。

残業がどうしても減らない人と面談をすると、その半数は「仕事の抱え込み」が原因であることがわかります。

仕事を抱え込んでしまうパターンはさまざまです。

- ▼本来は人に任せてもよい仕事を、「自分がやってしまったほうが早いし正確だ」と思って自分で抱えてしまっている
- ▼顧客の契約を切られたくないために、本来の契約以外の仕事をサービスとして引き受けてしまっている
- ▼心配性で、部下に任せた仕事も、一から十まですべてチェックしないと気が済まない
- ▼そこまで丁寧《ていねい》にやらなくてもよい仕事を、自分のこだわりのために時間をかけてやっている

こうした仕事の抱え込み、やりすぎがもとで、残業が減らずに過重《かじゅう》労働が続いてしまっている社員がいる場合、会社にとっては労務上の大きなリスクとなります。

慢性的な長時間労働は過労死などの深刻な労災が発生する危険性があるほか、2019年の働き方改革で、時間外労働の基準を超えた企業に対しては法律で罰則規定が定められたからです。

長時間労働を黙認していた企業は、罰則として「6カ月以下の懲役」または「30万円以下の罰金」が科される可能性があり、罰則を受けると厚生労働省によって企業名が公表されてしまいます。もし仕事を抱え込みすぎているのであれば、場合によっては上司や人事部とも相談しながら、きちんと仕事を適正な量に抑えるよう調整していくことが大切です。

5章

人間関係ストレス

身近にあるパワハラ・セクハラ

複雑になった人間関係のストレス

先ほど4章で「職場の人間関係」よりも「仕事の質・量」についてストレスを感じる人が現在では多いと述べました。しかし、それでも多くの人が人間関係について悩み、ストレスを受けていることは間違いありません。

現在、職場での人間関係ストレスの代表格は、「**パワハラ・セクハラ**」だといえます。

２０１９年5月にパワハラ防止法（改正労働施策総合推進法）が成立しました。この法律により、企業は職場におけるパワーハラスメント防止のために必要な措置《そち》を講《こう》じることが義務となりました。

パワハラには、以下の6パターンがあります。

①身体的な攻撃……叩く、殴る、蹴るなどの暴力行為。物や書類を投げつける。壁に向かって投げたり、暴力的な威嚇《いかく》行動。

②精神的な攻撃……同僚の目の前で叱責したり、ほかの社員も宛先に入れてメールで罵倒《ばとう》する。必要以上に長時間にわたり繰り返し叱責する。「バカ」「のろま」「アホ」などの言葉を毎日のように浴びせる。「やめてしまえ」「クビにするぞ」など、社員としての地位を脅かす言葉、「おまえは人として最低だ」「無能」などの侮辱、名誉棄損《きそん》に当たる言葉。

③人間関係からの切り離し……1人だけ別室に離す。強制的に自宅待機を命じる。部署全体の歓送迎会やミーティングに1人だけ入れない。話しかけても無視するなど。

④過大な要求……能力や経験を超える無理な指示でほかの社員よりも著しく多い業務量を課す。業務上の些細《ささい》なミスについて見せしめ的に始末書を何枚も求めるなど。

⑤過小な要求……いわゆる仕事を干す行為。業務上の合理性なく能力や経験とかけ離れた程度の低い仕事を命じることや、仕事を与えないこと。

⑥個の侵害……有給休暇の取得理由を執拗に尋ねたり、取得を認めなかったり、私的なこ

とに関わる不適切な発言や管理職としての権限を利用して私的なことに立ち入る行為。

昨今は管理職に対するパワハラ研修も頻繁に行われるようになってきており、昔のような暴言や、明らかな暴力などは見られなくなってきています。それでも、いまだに「パワハラ的な言動を受けた」と訴える社員は絶えません。

上司がパワハラだと認識しておらず、感情的になってキツい言葉を投げつけてしまい、それが相手を傷つけてしまっていることもよくあります。

私が面談などで実際に見聞きした例をいくつか挙げてみましょう。

▼「いくら教えても同じところのミスばかりするね。本当に○○大学を出ているの？」

▼「今回もノルマ達成できずか。こんな調子だと、これから誰も君には期待しなくなるね」

▼「ただ単に数字を報告してくるだけだと、小学生のお使いレベルでしょ。もうちょっと頭を使って仕事してよ」

▼「僕が君ぐらいのころは、こんなレベルの仕事をしてたら、たちまちクビになったけどね。今の若手は甘やかされていてうらやましいなあ」

▼「あなたはミスを回復するために何ができるの？　言い訳ばかりしていても何も解決しないんだけど」

上司としては、ふがいない部下を叱咤《しった》激励《げきれい》しているつもりかもしれませんが、どれもかなり冷たくて厳しい言い方になってしまっており、言われた側が傷ついてしまうのは容易に想像できますよね。

こうした言葉を立て続けに投げつけられると、ストレス性の不調になってもおかしくありません。

また上司が適切な言葉を使って、熱心に指導したつもりであっても、次のような行為は部下が心身を病む原因になります。

▼何度も執拗に呼び出して、厳しい注意を行って精神的に追い詰める

▼叱責や非難が含まれるメールを、本人だけでなく部署全員にも送る

▼合理的な説明もなく、部下の仕事や提案に対してダメ出しを繰り返す

ときには自分自身がパワハラを受けていなくても、「常に上司が怒鳴り散らしていて、毎日怒声を聞くたびに動悸がするようになった」「ターゲットになっていじめられている同僚に対して、怖くて何もできない自分が申し訳ない」といった、間接的なパワハラで病んでいく人もいます。

「パワハラ慣れ」を見逃さない

パワハラの怖いところは、それが当たり前のように日常的に行われていると、「これが普通だろう」と感覚がマヒしてしまうことです。その結果、被害者が心身に不調をきたすまで我慢してしまった、というケースが少なくありません。第三者に指摘されて、初めてパワハラを受けていたことに気がついたりするのです。

私の経験からは、「我が社は**体育会系**です」と自慢げに言う経営者がいる小さな会社は特に要注意だと感じています。

ある程度、会社の規模が大きくなると、社内外の組織からチェック機能が働きやすくなるのですが、小さな会社の場合は「これが社風」で片づけられていることがけっこうあるのです。

管理職や取締役がバリバリの体育会系の出身で、自分自身が若いころからコーチや監督に口汚い言葉で罵《ののし》られたり、権力を乱用した指導を受けてきた場合は、「人を指導するときには、そういう言い方をしてもよい」と思い違いをしていたりすることがあります。

いわゆる「パワハラの世代間連鎖」です。

「俺の言う通りにしないんだったら、レギュラーから外すぞ」「このバカ！　お前なんかチームにいらないんだよ」と部活でコーチや監督からパワハラ指導された人が、管理職になってから「俺の言う通りにしないんだったら、査定《さてい》を下げるぞ」「このバカ！　お前な

パワハラは連鎖する

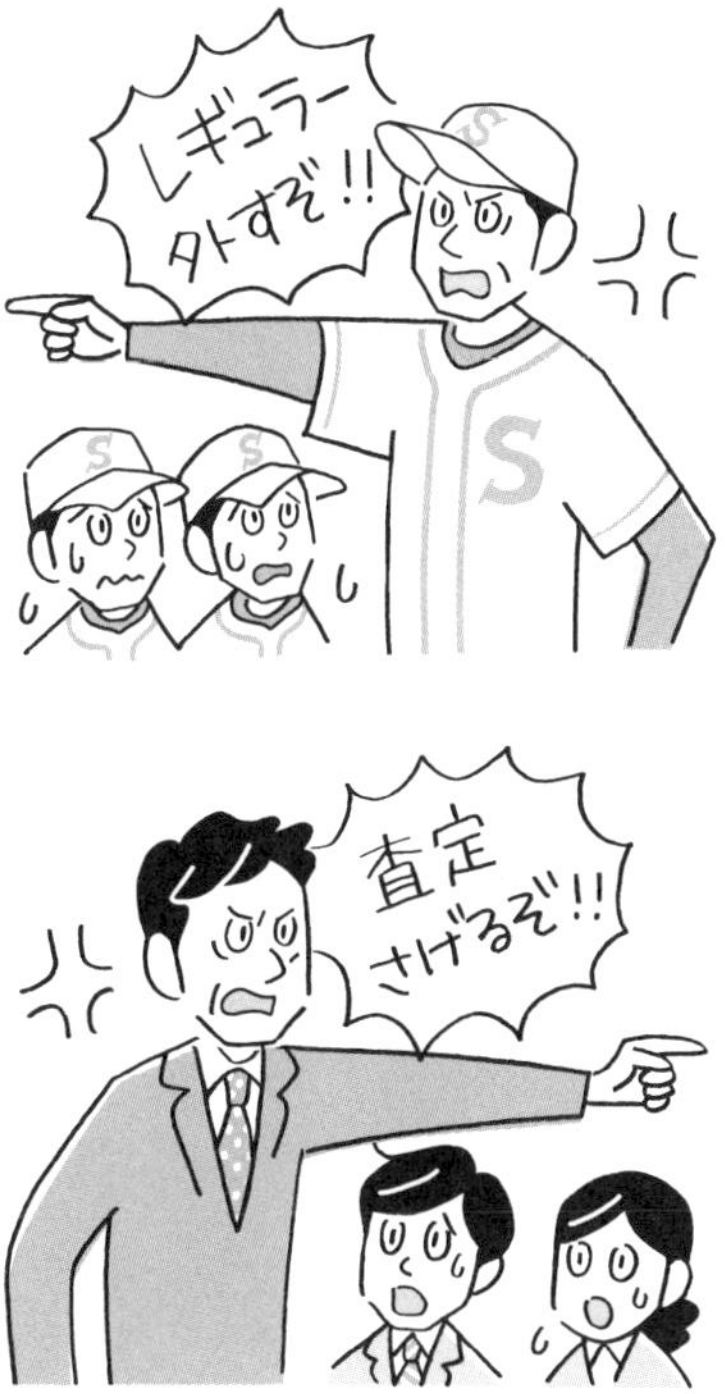

んか必要ない」と部下に同じようにやってしまうのです（ちなみにこのようなパワハラ指導を行っている部活動の指導者は現在も多数いると思われます。子どもが部活動をしている方は、パワハラ的な指導がまかり通っていないかよく注意して見てください）。

パワハラが当たり前の環境で育った社員が上司になり、「よかれと思って部下を厳しく指導していたら、人事にパワハラだと注意され、懲戒《ちょうかい》処分を受けた」と落ち込んでしまい、パワハラした側の上司がメンタルを病んでしまった、というケースにも産業医として遭遇したことがあります。

「浅いつながり」がパワハラの背景

「今はちょっと怒るとパワハラと騒がれるから面倒くさい」と嘆《なげ》く中高年もいます。少子化で怒られ慣れていない若者が増えているのは事実ですが、正しく叱責や指導をすればパワハラにはなりません。

「客観的に見て、業務上必要かつ相当な範囲内で行われる適正な業務指示や指導については、該当しない」とパワハラの定義にも注釈がつけられています。

職場では部下を厳しめに指導することも、ときには必要でしょう。

「正してもらいたい行動に焦点を当てて指導する」「人格を攻撃したり否定したりしない」「執拗にネチネチと連続して過度に叱らない」「大勢の前で恥をかかせるような叱り方はしない」といった基本を押さえ、適正に指示や指導を行う場合にはパワハラには該当しません。パワハラの被害者、加害者にならないためには、まずはパワハラの正しい知識を持つことが大切です。

同時に職場での人間関係をしっかり構築することが重要になります。

適切な指導にもかかわらず、「上司にパワハラされた」と訴えてくるケースで共通しているのは、**上司と部下の人間関係が薄い**ということです。

人間関係が構築されていれば、多少強く指導されても傷つかずに受け止められることも多いのです。

そのためには、できるだけ普段からコミュニケーションを密にとり、部下の「**仕事に対する価値観やニーズ**」を上司が知っておくことが大切です。

例えば最近の若手社員には、「家族や友人、趣味の時間を大切にしたい」という価値観を持つ人が増えているといわれます。しかし、すべての人にそれが当てはまるわけではありません。

私が面談したある店舗勤務の女性社員は、全く逆のパターンでした。彼女は「自分はインセンティブがもらえる今の接客の仕事が大好きで残業が多くても全く気にならない」「この仕事を頑張って、○○歳までに１０００万円を貯蓄していずれは自分の店を持ちたい」という価値観とニーズを持っていました。

しかし上司がそれを知らずに、彼女を多忙な店舗から暇な店舗に異動させてしまったために、思うようなインセンティブが得られなくなってモチベーションが大きく下がり、会社や上司に対して反感を抱くようになりました。次第に勤務態度にもそれが出てしまい、**イライラを後輩にぶつけることが増え、同僚に会社の批判を話す**ようになってきたために、上司が彼女を呼び出して「あなたの就業態度がひどいので現場の仲間が迷惑している」「会社の批判を公言しているみたいだけど、そんなに嫌いな会社ならばなぜ辞めないの？」と厳しい態度で何回も指導しました。

これにひどく傷ついた女性社員は、産業医面談を申し込んできて「上司がクビをちらつかせて注意を何度もしてくる。パワハラだ」と涙ながらに訴えてきたのでした。

もともとやる気のある社員だったのに、非常に残念なことだと思いました。

コミュニケーション・エラーを改善しよう

上司と部下の人間関係が希薄になり、すれ違いが生じるのは、昔のように対面や電話によるコミュニケーションが中心ではなく、メールやチャットでの必要最低限な用件のやりとりで済ませてしまっていることが背景にあります。

時代の流れで、昔のような**社員旅行**や**ボウリング大会**などのイベント、「**飲みニケーション**」などもどんどんなくなっているため、上司や部下、同僚が仕事以外で交流しにくくなっています。

産業医として若手社員と面談していると、「上司との関係性」に悩む人が多いことに気づきます。

若手は「上司と合わない」「上司が苦手」「上司がストレス」と異口同音に訴え、かなり深刻に悩んでいて、ひどいときはそのストレスから不眠や動悸、体調不良などの症状が出ていたりします。

詳しく状況を確認していくと、中には明らかなパワハラもありますが、そこまで至らないこともよくあります。

▼**「業務に悩んで相談しているのに、『やるしかないだろ』と突き放される」**

▼**「上司が話を聞いてくれず、一方的に持論を押し付けてくる」**

▼**「とにかく成果を上げろ、頑張れ、と言うだけで、具体的に教えてくれない」**

▼**「機嫌が悪いと感情的になり、表情がキツくなるので傷つく」**

これらは一般的なパワハラの定義には相当しませんが、いくつかのコミュニケーション・エラーが重なって、部下にストレスを与えてしまっているのです。

面談後に人事部に確認しても、上司の側に特別に問題があるわけではないこともよくあります。

▼**「サバサバした明るい人なんですが、コミュニケーションが雑なタイプなんですよね」**

▼**「どちらかというと職人気質で、無口なタイプ。とっつきにくいのかもしれません」**

▼**「いわゆる親分肌で熱血漢《ねっけつかん》。合う人には合うのですが」**

こうした評価が返ってきたりします。

このような状況は医療界でも同じで、指導医が若い研修医を指導する際や、医師が患者さんと接する際にも、ちょっとしたコミュニケーションのすれ違いが重なってトラブルが起きそうになることがあります。

ここではコミュニケーション・エラーを予防するために活用できる会話のコツを紹介しましょう。

私自身が学んだコーチングを自分なりにアレンジしたもので、患者さんとの会話や、産業医面談に活用しています。

① 会話を「聴く」→「質問する」→「伝える」の3ステップでとらえる

「考えを押し付けられた」「話を聞いてくれない」と相手が感じる場合、自分の気持ちを十分に話していないことが原因になっています。

そのため会話がスタートしたときは、まず相手の話を「**聴く**」ことに徹することが大切です。その次に、相手の話をさらに具体化したり、気持ちやニーズを引き出したりするために、「**質問する**」。そして、相手の話を理解した上で、最後にこちらの意見やアドバイスを「**伝える**」。

この順番を意識すれば、コミュニケーション・エラーが起こりにくくなります。

② 「聴く」ときにはしっかり共感する

「聴く」ときには、できるだけ相手の話に集中します。話しやすい雰囲気を作り、相手が自分と同じ目線の高さになるよう、イスを勧めたりし、緊張感をとる工夫をします。また「ながら聞き」せず、作業の手を止めて相手と向き合いましょう。

そしてまずは相手にできるだけ自由に話してもらい、「なるほど」「そうなんだ」など、温かい相づちを打って話しやすい雰囲気を作ります。相手の話が自分の考えとは違っても、まずはすべて聞いてみることが大切です。「それはそうだけど、でも……」「しかしねえ」などと否定的な相づちを挟んで相手の話をさえぎり、自分の意見を述べようとするのはNGです。

③ 「質問する」ことで相手の価値観やニーズを探る

相手の話が一通り終わったら、より具体的に内容をつかむために質問をしていきます。「もう少し、○○について詳しく説明してみてくれる？」「○○についての考えをさらに具体的に話して」と問いかけたり、「話をまとめると、こういうことかな」と確認したりすることで、同時に、相手のニーズや価値観も探っていきます。

可能ならば「これから、どんなふうになりたいと思う?」「どこを改善したら、もっとやりやすくなると思う?」といった「よりよい未来」について尋ねる質問をするとよいでしょう。逆に「なぜ、あのときこうしなかったの?」「どうして○○しちゃったの?」というように過去について否定的に尋ねる質問をすると、「責められている」「怒られている」ととらえられやすいので注意が必要です。

④ 最後にこちらのアドバイスや意見を「伝える」

経験がある人ほど、話がある程度見えてくると、相手の足りないところがわかるので、それをすぐに伝えたくなるものですが、「聴く」「質問する」というステップにしっかり時間をかけたあとで、できるだけ相手のニーズや気持ちを考慮した上で、こちらの意見を伝えるようにします。

時間がかかりますが、そのほうが相手が受け入れやすい助言や意見を伝えることができるからです。

いくらよい意見やアドバイスを伝えても、相手のニーズや価値観、性格に合っていないと、結局「押し付け」に聞こえたり、「自分の気持ちをわかってくれない」という不満が残ったりしてしまいます。

⑤ 相手への「承認」も忘れずに！

部下とのコミュニケーションにおいては、相手のよいところ、頑張っているところ、達成したことについて、惜しみなく「承認」を与えることが大切です。

特に最近の若者は、「ほめて育てる」方式で成長してきた人が大多数です。「自分がどれだけ役に立っているのか」「自分のしたことがどれだけ喜ばれているのか」「自分は認められているのか、期待されているのか」などがわからないと不安になってしまいます。

指導や注意を与えたあとでも、「君の丁寧な仕事ぶりは大いに評価しているからね」「君の誰にも好かれる明るい雰囲気は、営業の大きな武器だから自信を持って」などと、その人のよさ、強み、頑張っていることに対して認める言葉をできるだけ伝えましょう。この承認があるかないかで、信頼関係が決まると言っても過言ではありません。

⑥ できるだけ自分の体調は万全にしておく

当たり前ですが、上司が部下に対してこのようなコミュニケーションを行う際には、寝不足でイライラしていたり、疲労困憊《こんぱい》していてはうまくできません。

私も寝不足や疲れが残っている状態では、機転の利いたカウンセリングや相手に寄り添った面談を行うことが難しくなると感じています。

誰しも過労ぎみだと、ついイライラして相手に強い言葉を投げつけてしまったり、普段なら問題なくできている気づかいができなくなったりしやすいもの。こういうときに限って、大きなコミュニケーション・エラーが発生しやすくなります。

働く人の体調管理については、第III部でたっぷりお伝えしますので、ぜひ参考にしてください。

6章

リモートワーク

家で仕事をしてもストレスがこんなに

コロナ禍で広まった新たなストレス

２０２０年から始まった新型コロナウイルス感染症の拡大により、出社しなくても自宅などで仕事ができる「**リモートワーク**」が普及しました。これにより、ビジネスパーソンは新たなストレスにも直面することになりました。

満員電車の通勤がなくなったことや、嫌な上司や同僚に会わなくなったことで当初は喜んでいた社員からも、こんな声が聞こえるようになりました。

▼**「かつては、仕事で嫌なことがあっても、帰宅途中で買い物をしたり飲みに行ったりして気分転換できていた。リモートワークだと、嫌な気分をずっと引きずってしま**

う」

▼「人の目がないからついダラダラと仕事をしてしまう。出社しているときより残業時間が増えてしまった。ずっと１人で家に閉じこもって仕事をしていて、最近は気分が落ち込み、やる気が出ず集中できなくなっている」

▼「出社していたときは、ちょっとわからないことがあれば隣の人に尋ねることができた。リモートワークだとそれが難しく、自分で解決しようとしているうちに時間が過ぎ、仕事が遅くなって上司に注意された。最近はパソコンを立ち上げるのも憂うつだ」

リモートワークの問題は、通常はＯＦＦの空間であるはずの自宅が、急に職場のようなＯＮの空間に変わってしまったことにあります。それにより、心に混乱が生じたり生活リズムに狂いが出てきてしまったりしているのです。

また出社していたときはそれだけで自然に５０００歩前後は歩行していることが多いのですが（電車通勤の場合）、リモートワークではこうした運動の機会も奪われてしまいます。

ほどよく歩くことは、血液の循環をよくして心身の疲労をやわらげ、脳を覚醒させ気分をリフレッシュさせる効果も期待できます。リモートワークによって、**筋肉のこり**、**頭痛**、**イライラ**、どんよりとした**憂うつな気分**を自覚する人が増えてきているのは、運動不足にも原因があるように思います。

さらに出社しないために人と関わることが少なくなり、人間関係ストレスは表面的には減っているのですが、逆にうまくいっていたコミュニケーションまでもが薄くなってしまい、それによるデメリットも生じています。

オフィスにいれば、わからないことがあれば隣の人にちょっと聞くこともできますし、雑談して気分転換することも可能でした。そうした機会がなくなり、自分1人で仕事を続けることで気分が落ち込みがちになる人が増えているのです。

コミュニケーションがウェブ画面のみを通して行われることで生じるストレスもあります。ウェブカメラはそもそも上半身しか映りませんし平面的な2次元の世界です。しかも映りが悪かったり、接続が不安定になることもよくあります。そのため「相手の表情や雰囲気がわかりにくいために、余計に神経を使う」「親密なコミュニケーションができない」ということも少なくありません。

私も産業医としてリモートで面談を行うことが増えてきました。メンタルに関する繊細《せんさい》な内容になると、ウェブでは相手の様子がつかみにくく非常に集中力が必要になります。終わった後はぐったりと疲れてしまうこともしばしばです。

悪気がなくても「リモハラ」になることも

最近はリモートワークのハラスメントを意味する「リモハラ」なる言葉も登場しました。リモハラとは、オンラインでの仕事を通じて発生する、パワハラやセクハラ行為のことです。

リモートワークで自宅が急に仕事場となったために、今まで接することがなかった相手のプライベートな空間が急に身近になってしまいました。また、お互いに自宅にいることから、気持ちの上でも職場と自宅の境界が薄れてしまいやすくなります。

その結果、親しみや冗談のつもりで言った言葉が、予想外に相手に不快感や嫌悪感を抱かせるケースが出てきたのです。

例えば男性の上司が冗談のつもりで言った次のような言葉が、女性部下にとってはセクハラに該当する場合があります。

▼「上半身はちゃんとしているけど、下半身はパジャマじゃないの？　ちょっと立ってみてよ」

▼「あれ？　会社に来るときと比べて、化粧が手抜きじゃないの？」

▼「リモートばっかりで運動していないでしょ。ちょっと太ったんじゃない？」

▼「たしかギターが趣味だったよね。仕事が終わったら1曲聴かせてよ」

またリモートワークでは上司が部下を目の前で管理できないことから、つい行きすぎた要求をしてしまうこともあります。

▼「仕事をしているのかサボっているのかチェックできないから、ウェブカメラを常にオンにしておくように」

▼「こちらからチャットを送ってすぐに返事がない場合は、離席していたと判断するから、その理由をちゃんと述べること」

▼「周りに誰もいないことを確認したいので、バーチャル背景を使わないで、部屋をぐ

るっと360度映してください」

▼「会社で会えないからコミュニケーション不足になる。親交を深めるために、毎週金曜の終業後に懇《こん》親《しん》会がわりにオンライン飲み会をやるから、全員参加するように」

▼「おや、奥さんが子どもを叱っている声がするね。ああいうヒステリックな叱り方はよくないなあ。子育ての本を紹介してあげるから、一度奥さんに読ませてみたら？」

このような行きすぎた管理や指導は、ときには**パワハラ**や**モラハラ**（モラル・ハラスメント）と受け止められ、問題となります。

こうしたリモハラを起こす人は、それま

「リモハラ」は新しいハラスメント

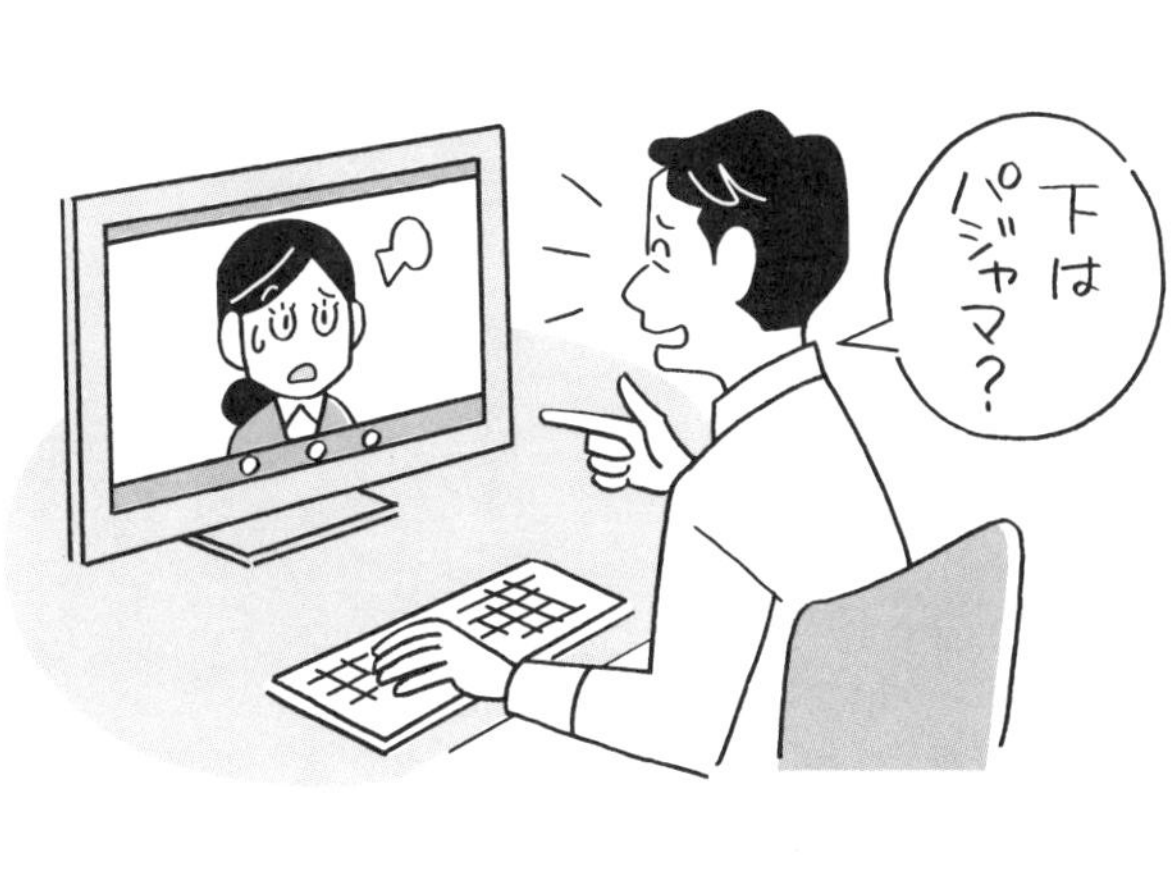

では何の問題もなかった上司や社員である場合も少なくありません。

リモートワークを通じて発生する不快感が積もり積もってストレスになり、社員が過緊張になってメンタル不調に陥ってしまうケースも出現するようになりました。

リモートワークのストレスに対処するには

コロナ禍によって出現した新しいストレスの対処法については、産業保健や精神科の分野ではまだ十分に研究されていません。

私は産業医として、次のような対処法を提案しています。

①「疑似通勤」で意識的にONとOFFを分ける

出社しなくなったことで、ONとOFFの切り替えがうまくいかなくなり、生活リズムが乱れ、運動不足により体調が悪化している人が増えています。

そこで、仕事を始める前に、10～20分程度、外に出て歩くことを勧めています。つまり「**疑似通勤**」です。

リモートワークを始めてみて、通勤がよい運動になっていたことに気がついた人は多いでしょう。仕事の前に家から出て歩くことで、貴重な運動の機会を確保しましょう。また、仕事が終わったあとにも、同様に外を歩くことで、頭をＯＮからＯＦＦに切り替えることができます。

朝、家から外に出るためには、それなりの身支度が必要ですよね。仕事を始める前にほどよい緊張感を作るためにも、外に出るための服装に着替えることをお勧めします。

仕事を始める前に「疑似通勤」

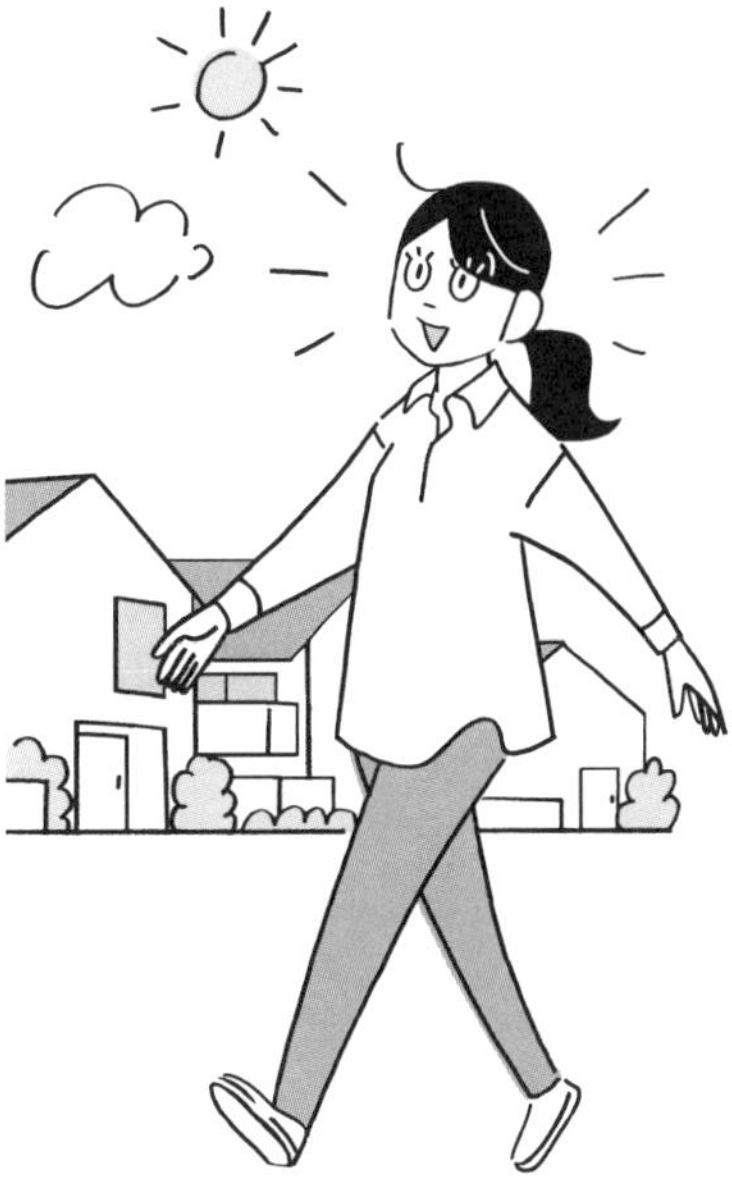

② リアルに近いコミュニケーションの場を設ける

出社していたときは、「ねえ、これどう思う？」「なんか部屋、暑くない？」といった他愛のないコミュニケーションも交わしていたわけですが、リモートワークではこうした会話は一切なくなってしまっています。そのため仕事に没頭できるというメリットはありますが、人間同士のふれあいの機会がことごとく消えてしまうというデメリットもあります。

またリモートワーク中は、ついメールやチャットなど文字が中心のコミュニケーションを多用しがちです。そこで文字によるコミュニケーションだけでなく、ウェブカメラや電話を使った対話を積極的に取り入れることをお勧めします。定期的にウェブカメラでミーティングをしたり、電話で進捗《しんちょく》を報告し合うのもいいでしょう。定期的にオフィスに集まる出社日を設けるのも効果的です。

特に新人や異動してきたばかりの人は、人間関係が構築できていないうちにリモートワークに入ると、ちょっとした疑問や悩みを気軽に相談できずに困ってしまいます。人間関係を構築できていない組織ほど出社日を多めに設定して、リアルな場で関係づくりの機会を作ることをお勧めします。

第II部

危機は
3回訪れる!

第Ⅱ部では働く人を年齢別に大きく3つに分けて考えていきます。その3つとは、22～30歳ごろの【若手】、31～45歳ごろの【中堅】、そして46～60歳ごろの【ベテラン】です（このような分類にした理由については189ページ以降で詳しく解説します）。私のこれまでの経験からすると、この3つにはそれぞれ陥りやすい「心の危機」のポイントがあります。

【若手】は、社会人の若葉マークからスタートし一人前の職業人へと成長していく時期。学生時代の延長から社会人へと上手に意識を切り替えないと、大きな壁にぶつかります。ストレスから休職したり、転職を繰り返したりする人もいます。

【中堅】は、バリバリ仕事をし中間管理職としての責任も果たしていく世代ですが、同時にプライベートでも結婚や出産などの変化があり、公私ともに多彩なストレスを経験する時期です。

【ベテラン】は、管理職を担い職場の要《かなめ》となる世代ですが、肉体的には老化が始まるため体力が落ち病気のリスクも高まり、健康不安もストレスになります。年を重ねるにつれてそれまでの働き方の総決算となり、会社員人生のゴールが見えてきます。

このそれぞれ3つの時期に陥りやすい「心の危機」のありがちなケースを知っておくことで、心の危機管理をしていきましょう。

＊それぞれのケースは個人・団体が特定されないようにアレンジしています。

7章

若手

「学生気分」を引きずると、こころのトラブルに

学生時代とのギャップに戸惑う新入社員

社会人になりたての新入社員のときは、学生の間に身に付けた価値観や考え方、振る舞いが、職場では通用しない場面によく出会います。こうした学校と会社とのギャップに多かれ少なかれ直面し、ときには失敗をしたり恥をかいたりしながら、多くの人が徐々に一人前の社会人へと脱皮していきます。

このギャップに柔軟に対応できないでいると、ときには「**適応《てきおう》不全《ふぜん》**」に陥って、メンタルが病んでしまうことがあります。

私が実際に相談に乗ったケースをご紹介しましょう。

ケース❶

持病の頭痛で月に数回休む新入社員

新卒で総務部に配属されたNさん。

配属後1カ月たったころから、しばしば「頭痛」を理由に欠勤や遅刻をするようになりました。ひどいときには、月に4回以上も欠勤することも。

上司から注意されても、「頭痛は持病なんで」の一点張り。

困り果てた人事部から、「産業医面談」を頼まれて、私が事情を尋ねることになりました。

Nさんは、「学生時代から頭痛もちで、季節の変わり目や低気圧になると、ひどくなるんですよ。いつも市販の頭痛薬を飲むんですが、効果があまりないときは、そのまま寝ていると次の日には治ります」とあっけらかんと答えます。

「病院には行ってるの？」と聞くと、「いえ、頭痛は持病ですから。学生時代に親に言われて一度検査はしたことありますが、異常がなかったのでその後は行ってません」とのこと。

私から「いくら持病だといっても月に何日も休んだり遅刻したりしてしまう

と、部署が非常に困るんですよ。あなたに任せるはずの仕事が回らなくなるし、急遽《きゅうきょ》ほかの人に仕事を割り振ることになり、周囲の負担が増えますよね」と説明すると「ふ〜ん」と不思議そうな顔。

「まずは頭痛外来に行って、治療について相談してください。いくら持病だからといって、遅刻や欠勤が頻繁にあるのは、社会人としては問題です。少しでも、遅刻や欠勤が減るように努力してください」と伝えると、彼もやっと納得できた様子で、頭痛外来を受診することを約束してくれました。

頭痛ですぐに休む新人

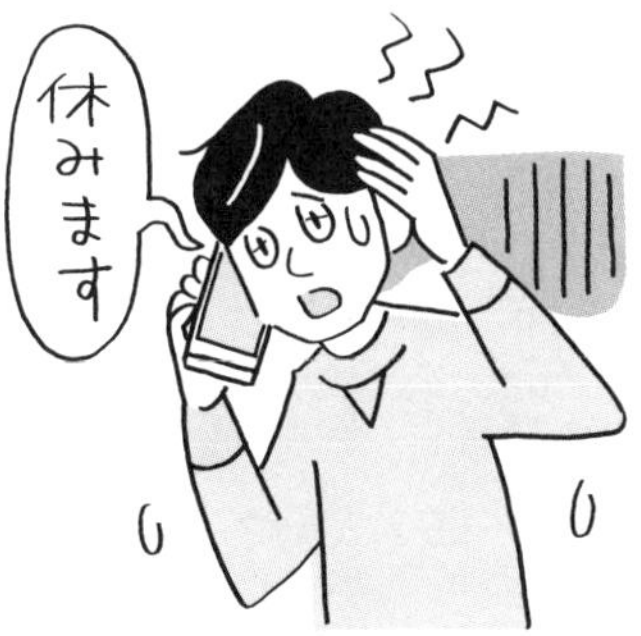

これは新入社員が会社は学校よりもはるかに**勤怠《きんたい》管理**（欠勤・遅刻）に厳しいということを認識できていなかったケースです。実はこうした新入社員の**勤怠不良**は珍しいことではありません。

当たり前ですが学校では学生はいわば「お客様」であり、お金を払って教育というサービスを受ける立場でした。体調が悪くて休んでも、大学は文句を言いません。

また最近は、少子化の影響で学生の数が減っているため、あまりにも留年率が高いと国からの補助金が減らされたり学校の評判が下がってしまうために、私立大学では学生が遅刻や欠席をしないように、1人暮らしの下宿にモーニングコールしたり、欠席が増えると親に連絡するところもあるとか。まさに至れり尽くせりの状態のようです。

しかし職場では、学生時代とは立場が全く異なります。社員側が労働というサービスを提供することで、会社から給料を支払ってもらう立場になります。社員は**契約書で決められた時間や日数分の労働を提供する義務**を負うわけです。

社員は、契約書で定められた労働時間（日数）をコンスタントに提供しなければならない立場であるため、学生時代のように気軽に休んだり遅刻したりできません。勤怠が悪いと、上司や人事部から注意を受けますし、あまりにもひどくなると「契約不履行《ふりこう》」として労務問題に発展する恐れがあります。

当然ながら社員にはコンスタントに労働を続けられるよう、しっかりと体調管理を行うことが求められます。体調管理をしていても何らかの体調不良が発生して会社に契約書通り出勤できない状況になったとすれば、「きちんと治療し、症状をコントロールする」という「**治療努力**」も求められるのです。そしてもし、治療してもすぐには体調不良が治らず、勤怠状況が改善しない場合は、「休職して集中的に治療し、きちんと契約書通りの労働が提供できるようになったら復職してください」と会社が判断することもあります。

会社で長年働いている社員からすると当然のことなのですが、学生から社会人になったばかりの若手社員には理解できていないことも多く、このNさんのような新入社員の勤怠不良ケースはあちこちの会社で散見されます。

それまでは、病院に行くほどではかったレベルの体質的な体調不良だったとしても、勤怠の〝乱れ〟が続いてしまう場合は、改善するための治療努力が求められます。そして、「会社とは、学校と違うところなのだ」という意識改革も必要になってくるのです。

「勤怠不良」は伝染する！

社員の勤怠不良を放置していると、不思議なものでそれまで問題がなかったほかの社員にも、勤怠不良が「伝染」していくことがよくあります。

なぜかといえば、真面目に出社している社員の就労意欲が徐々にそがれていってしまうからです。ある社員が急に休むと、その人がやるはずだった仕事が出勤している社員の分担に上乗せされてしまいます。真面目で仕事ができる人は、計画的に「今日はこの仕事を終わらせて、○時ごろには退社しよう」とスケジュールを立てているものですが、そこに他人がやるべきだった仕事が不意に差し込まれてしまうのです。

1度や2度ならば、「おたがいさま」と快く引き受けられたかもしれませんが、勤怠不良の社員の仕事が何度も何度も上乗せされたのでは、たまったものじゃありません。徐々に「なぜ会社は、あの人の仕事を私に押し付けてくるのか？」と怒りの気持ちが湧《わ》いてきて、会社への不信感も芽生えてきます。

この状態が長く続けば、「じゃあ、**私も体調がちょっと悪くなったら休めばいいよね。**自分だけ無理して会社に尽くす必要はないし」という発想になってくるのです。

こうして勤怠不良の社員を放置していると、さらに勤怠不良の社員が増えていき、職場全体のモラルが下がっていきます。こうなると部署の業績が落ちていくため雰囲気が悪くなり、小さな会社だと優秀な社員ほどさっさと転職してしまいます。

私が産業医を始めて間もないころに担当した社員数百人規模の会社はまさにそんな状態

でした。驚いたことに、ベテラン社員にも勤怠不良者が複数いて、月に3〜5日連続して休んだりしていたのです。

一方、真面目に仕事をする社員は残業が多く、過重労働が頻発しているという状態でした。職場の雰囲気も暗くて覇気《はき》がなく、疲れた顔でパソコンに向かっている人も多く見られました。また、産業医として面談をすると、会社に対して批判的な意見を持っている社員も少なくありませんでした。

そこで人事部と相談し、「**勤怠不良をなくそうキャンペーン**」を始めることにしました。「月に3日以上、2カ月連続して体調不良で休んだら、産業医との面談をセッティングします」と社内に周知し、勤怠不良の社員とは片っ端から面談をしました。面談した社員のほとんどが、治療もきちんとせずに頭痛や腹痛、ＰＭＳ（月経前緊張症候群）などを放置していて、中には本当に体調が悪いのかどうか怪しい社員もいました。

私からは「体調不良を放置せずに治療をして少しでも症状を改善しましょう」と説得し、医療機関に紹介状を書き通院を促しつつ、人事担当者も面談を行い、「体調不良を理由に勤怠不良が続くと部署が困る」と本人にはっきりと伝え、産業医と人事部の両方から勤怠不良を改善するための治療努力をお願いしたのです。

こうしたキャンペーンを約半年間続けたところ、この会社の勤怠不良者はほとんどいなくなり、彼らの仕事を肩代わりして過重労働になっていた社員も急速に減っていきました。そして会社の雰囲気も明るくなり、余裕が生まれてきたのでした。

ケース❷

同世代がいない部署に異動してストレス

金融関連の会社に入社して3年目のSさん。

本社勤務を2年したのち、経験を積むために隣県の営業所への異動を命じられました。営業所は店長以下10人程度の規模で、彼女が最年少。異動後、半年ほどして行われたストレスチェック（２３５ページ参照）にて彼女は「高ストレス者」となり、産業医との面談を申し込んできました。

Sさんは、「本社にいるときは仲のよい同期が何人もいて、職場でも気軽にしゃべれたし、年の近い先輩も交えて終業後に食事に行ったりして毎日楽しかったんです。でも支店に異動してからは、周りは自分より年上の先輩ばかり。親切には指導してもらえるけど、世代が違うのでまるで話が合わないんです。しゃべってもぜんぜん楽しくないし、みんな家庭があるので仕事が終わるとさっさと帰ってしまう。本社にいたころは楽しかったなあって思うと、仕事中も涙が出てきてしまいます。最近は会社に行くのが憂うつで仕方がなくて、夜もぐっすり眠れなくなってきました」とのこと。

このように入社してから数年たっても、職場を**「学生時代の延長」**のようにとらえてしまうケースがあります。

職場と学校の人間関係の違いが認識できていないと、職場に同世代の同僚がいないだけで、「寂しい」「孤独だ」という感情に支配されて、メンタル不調を起こしてしまうのです。

Sさんにとって同期とワイワイと楽しく過ごしていた本社は、まさに学生時代の延長のような雰囲気だったのでしょう。同僚や先輩と、部活動やサークルのノリで付き合うことができていたのです。

しかし営業所に異動してからは、そのような友達のような人間関係は存在しませんでした。

職場は本来、「会社の利益追求のためにともに協力し合うグループ」であり、同僚＝友達ではありません。

年代が違っても、話が合わなくても、会社が利益を上げるための共同作業を行っていく必要があります。そして、その利益の一部が、自分の給料として還元《かんげん》されるのです。

大学を出たばかりの若者の中には、アルバイトをそれなりに経験した人であっても、その意識が根付いていない場合がしばしばあります。

実際かなり多くの新入社員が、大学時代のサークル活動の延長のような「**仲間と一緒にワイワイ仕事をする**」というぼんやりとしたイメージを抱いて就職してくるようです。

しかし社会人になると、そのイメージは遅かれ早かれ打ち砕かれていきます。「職場は学校のように同世代の仲間との交流を楽しむ場所じゃないんだな」「学生時代のような友達付き合いができるとは限らないんだな」と意識が変わっていくのが普通なのです。

ところがこの意識の改革がうまくいかない若手社員も少なくありません。Sさんは抑うつ状態が出ていたために、すぐにメンタルクリニックを紹介したところ、「**適応障害**」の診断書とともに休職になってしまいました。

その後数カ月の自宅療養を経て、「復職」の診断書が主治医から出されましたが、Sさんは復職するにあたり本社への異動を希望してきました。しかし会社が希望を認めないことがわかると、彼女は結局退職することを選びました。

面談でＳさんと何回か話してわかったことは、まず彼女は就労に対して明確なイメージがなく、「**学校の延長線上でとらえている**」ということでした。中学→高校→大学と進んできたのと同じように就職をとらえており、「みんな大学を出たら就職するから」というノリで就活をしていたと言います。

実家は比較的裕福で自宅から通勤しているために、お金を何が何でも稼がなければいけないという切羽詰まった環境でもありませんでした。Ｓさんにとっては、「学生時代のように仲間とワイワイ楽しむ」ことができない職場に、辛抱して通勤を続けるモチベーションがどうしても湧かなかったのです。Ｓさんの職場への意識が変わるのは、まだしばらくかかりそうだと感じました。

このＳさんのように会社を「学校の延長」ととらえ、職場が楽しくないと転職してしまう若手社員が、ずっとそのままというわけではありません。何度か転職を繰り返すことで意識が次第に変わっていき、職場に対する甘い幻想が消えていくこともよくあります。

例えば、結婚して家族を持ったり、頼りにしていた親が退職したりすることを契機に、たくましく変わる人もいます。

ちなみにかつて面談した30代でバリバリ活躍している男性社員は、「僕も若いころは相当な甘ちゃんでした。仕事が面白くないとか、自分に合っていないっていう理由で何回か転職しているうちに、結婚して子どもができたから頑張らざるを得なくなって。でも不思議なもので『とにかく家族を養うためにこの会社で頑張ろう』って覚悟を決めたら、**そのうち仕事が面白くなってきたんですよ。**ハハハ」と笑っていました。

社会人として「経済的に自立して、地に足をつけてしっかり働こう」という意識が芽生えるきっかけはさまざまなので、ときには長い目で温かく見守っていくことも必要です。

ケース❸ 仕事がわからないのに、上司が教えてくれない

IT企業に入社したCさん。研修が終了したのち、あるクライアントを担当するチームに配属されました。おりしもコロナ禍となったため、リモートワークがメインとなり、自宅で上司の指示を受けて仕事をすることになりました。

2カ月ほどたったころ、チームリーダーから「Cさんの様子がおかしい。朝の

ミーティングでも発言しないし、暗い表情でうつむいている。任せた仕事もほとんど仕上がってこない。リモートで面談したら急に泣き出してびっくりした」と人事部に報告があり、産業医として面談をすることに。

本社にやってきたＣさんは、伏目がちで不安そうな表情を浮かべています。

「最近、調子が悪そうだと上司が心配しているみたいですが、どんな感じですか？」と尋ねると、ポツリポツリと次のように話し始めました。

「研修は同期と一緒に出社してやっていたのでそれなりに楽しくできていたんですが、チームに配属されてから、とにかく仕事がわからなくって。私はＩＴについて学部で勉強したわけじゃないから、研修だけでは完全に理解できていないところも多いのに、全然教えてもらえないんです。同じチームに配属された同期は専門学校出身だからバリバリ仕事ができているようなので、すごく劣等感を覚えます。だんだんミーティングに出るのも苦痛になっちゃって。毎日仕事するのがつらいんです」

私が「上司の人に、仕事がわからないから教えてほしいってお願いしてみたの？」と尋ねると、「数回言ってみたんですが、いつも『〇〇の本を読んでみて』とか、『〇〇のサイトで調べてみて』って言われるだけで。でも自分で読んでもわからないところだらけで進まないんです」「ほかの先輩もいつも忙しそうだし、しかもリモートワークだから、なかなか質問しづらくって」「IT初心者でも大丈夫って言われたから入社したのに、もっといろいろ教えてもらえるかと思って期待してました。この先、やっていく自信がなくなってきました」とCさんは涙目で訴えます。

上司に聞いても教えてくれない

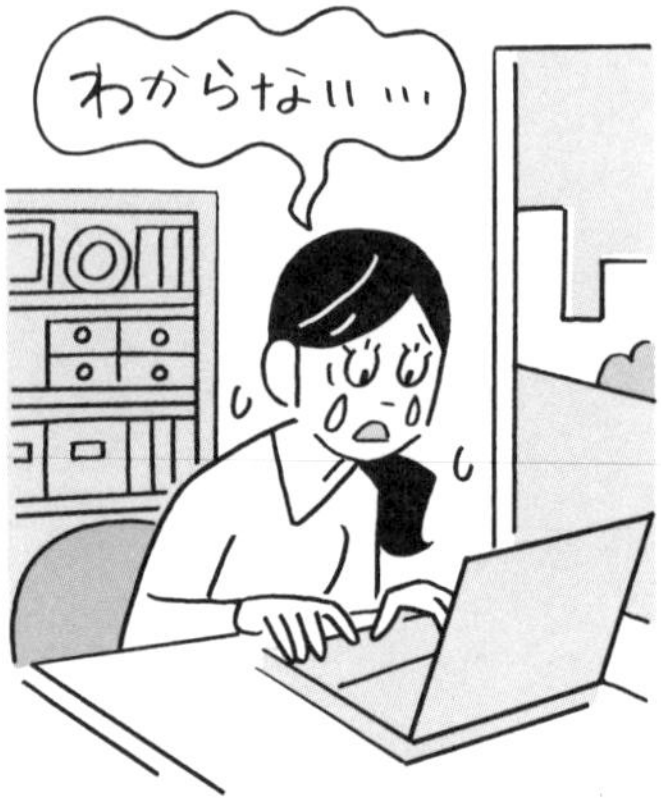

このように「上司が仕事を教えてくれない」と悩む若手社員も少なくありません。特に忙しい部署に配属された若手に多く、「上司が忙しそうにしていて尋ねにくい」「聞きたいことがあっても、席にいないのでつかまらない」といったセリフもよく耳にします。

こうした若手に共通しているのが、上司や先輩をあたかも**「自分を教えてくれる学校の先生」**のようにとらえていることです。

学生時代は必ず自分を教え導いてくれる先生がいて、「黙っていても教えてもらえる」「わからなければ手取り足取り教えてくれる」のが当たり前でしたが、会社に入るとそうはいきません。もちろん新人には指導役の上司や先輩社員が必ず付きますが、それは学校の先生とは違って「教育の専門職」ではありません。教えるのが上手な人もいればそうでない人もいますし、また指導役の上司や先輩にもそれぞれの仕事があり、それをこなしながら並行して部下の指導も行うのです。忙しい部署であれば、新人にかかりきりになれないこともよくあります。

社会人として何かを学び身に付けようとする場合は、「自分から上司をつかまえてどんどん尋ねる」「自分で学べるところはどんどん調べて勉強していく」という積極的な姿勢が必要になってきます。しかしCさんのように、**受け身でじっと待っているだけでは、わからないことがどんどん増えるばかり**で、作業が滞りがちとなります。それを上司に注意されたり、周りと差がついたりすることで、自分はダメだと思って落ち込んでしまうというさらなる悪循環に陥ってしまいます。

特に引っ込み思案な性格や、内気で人見知りしてしまう若手社員は、なかなか上司や先輩に声をかけられないという状況に陥りやすいようです。また昨今の若者は、ＬＩＮＥやＳＮＳなどでのコミュニケーションが主体となっていることも多く、「親しくない人との電話や対面のコミュニケーションが苦手」という人が増えています。

さらにリモートワークが主体になってしまった企業では、周りの人との人間関係が構築できていない新人にとって輪をかけて上司や先輩に声がかけにくい状況になっています。

引っ込み思案や人見知りの性格は、すぐには変えられません。そのため指導役の上司や先輩が、とにかく**こまめな声がけ**をしていくしかありません。

「うちはリモートでも、始業と終業の際に、新人を集めて必ずミーティングしています」という話を管理職の人から聞いたことがありますが、注意が必要なのは、引っ込み思案で人見知りの社員ほど集団の場ではあまり発言をしないということです。

時間がかかるかもしれませんが一対一の面談の機会を設けて、「今、仕事や人間関係で悩んでいるところはないか」「仕事のやり方でわからないことはないか」などと繰り返し尋ねていくとよいでしょう。

引っ込み思案な若手社員でも、ある程度自信がつくと見違えるような業績を上げるようになることも少なくありません。内気で大人しい社員であっても、根が真面目で周りの空気が読めるために協調性も高く、会社にとって頼もしい戦力に成長する可能性を秘めていることが少なくないので、ぜひ初めは丁寧に「**手取り足取り方式**」で教えてあげるのが得策です。

ケース❹ 今の仕事は自分のキャリアプランとは違う

金融関連企業に就職した20代半ばのKさん。

ストレスチェックで「高ストレス者」となり、自ら産業医面談を申し込んできました。

面談室に入ってきたKさんは、顔色もよくて元気そう。しかし開口一番「なんか仕事に最近、全然やる気が起こらなくって、会社に行きたくないんです」と訴えます。ストレスの状況を尋ねると、さっそく多弁に状況を話し始めました。

「この会社に入ったのは、営業マンになりたいからじゃないんです。金融関係の広報か商品企画をやりたいというのが僕の目指すところで、そのことは入社面接の際にもちゃんと伝えてありました。会社からは、当面は営業畑で顧客や証券について勉強してもらうことになると言われていたので、3年間は営業所で頑張っていたのですが、さすがに今年は異動させてもらいたいと希望を出したのにかなわなくって。会社に対して怒りや幻滅を感じてしまい、最近はネガティブな感情がどんどん湧いてきて。これ以上、営業をやり続けるのは、僕のキャリアプランとは違うので、もう転職しようかなと思っているんですよ」

Kさんは口ではあれこれと訴えるわりには、特に不眠や食欲減退などの身体症状もなく、休日は友人と会ったり、セミナーに行ったりとアクティブに過ごしています。

要は会社が自分の希望を実現してくれないために、環境や仕事内容に関するストレス度が高くなり総合的に高ストレス者になってしまったのですが、そのような人は実はまれではありません。

特に若手社員は、「自分のやりたい仕事をさせてもらえない」「キャリアプランと違う」といった不満が元になっていることがよくあります。

Ｋさんのように心身に不調がない場合は、産業医の出番はほとんどありません。面談でストレスを感じているところを本人とともに具体的に整理した上で、人事部に引き継ぎます。

人事担当者にフィードバックすると、「Ｋさんの希望は重々承知しているんですが、なかなか広報や企画に空きが出ない状態で。会社の経営もギリギリだから、人員を増やすわけにもいかないんですよ。Ｋさんは営業所では大きな問題なく働いているようですが、決して成績がよいわけではないんです。本社の商品企画開発や広報に異動したいのであれば、うちでは営業である程度結果を残してもらわないと難しい。彼とまずはしっかり話してみます」とのことでした。

「キャリアプランと違う」

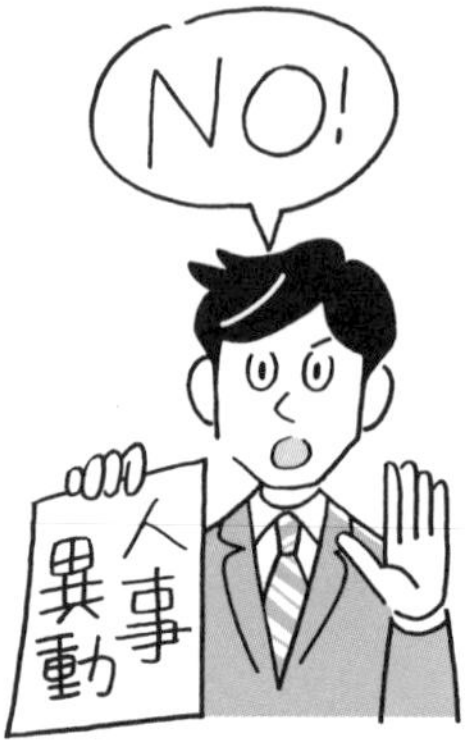

最近の若手社員と話していると、「**キャリアプラン**」や「**キャリアパス**」といった意識を非常に強く持っていて、会社は自分のキャリアを実現していく場と考えていることが多いようです。

しかし会社は社員個人のキャリアを実現させてあげる〝自己実現サポート機関〟ではなく、希望が必ずしも通るとは限りません。

会社にとって最も大切なことは、当たり前ですが利益を上げることです。

きちんとした会社であれば、社員個人の成長や自己実現をサポートしてあげたいとは考えていますが、それよりもまずは組織の都合が優先されるのが普通です。

社会人になって日が浅い人ほど組織全体の都合まで意識が及ばず、「自分の目指すキャリアにとって、役に立つかどうか」という視点で仕事をとらえてしまい、そこから外れた仕事には興味を持てなくなり、ストレスを強く感じてしまうのです。

私も大学を出て数年間はそのような気持ちがどこかにあり、今から振り返ると恥ずかしい限りです。当時はまだ経験不足で、学生の延長のような視点で物事をとらえていました。

少しずつ社会人としての経験を積み上げながら、周りの先輩に注意されたり、アドバイスを受けたりすることで、除々に意識が変わっていったように思います。

幸いなことにＫさんの会社の人事担当者は非常に穏やかな人で、Ｋさんとじっくり面談を行って会社の現状を説明し、希望するキャリアパスをこの会社で実現するためにはどのように仕事に取り組めばよいのかなどを、具体的にアドバイスしてくれました。

Ｋさんは人事面談後に気持ちを切り替えられたようで、「もう少し営業で結果を残せるよう頑張ります。結果を出しても異動がかなわなければ転職を考えます」と約束してくれました。

不本意な異動でメンタル不調を訴える社員も

不本意な異動を命じられたことが原因で、一時的にメンタル不調に陥った人とも面談をすることがしばしばあります。

彼ら彼女らは異口同音に「自分が望んでいなかったのに、異動させられて落胆している」「今の仕事は自分のキャリアプランに合わない」などと言います。中には「会社に行くのが憂うつで涙が出る」「夜に眠れない」といった症状を訴えることもあります。

産業医としては、こうした症状ができるだけ楽になるような治療を提案しつつ、本人が何らかの「気持ちの落としどころ」を見つけられるようにサポートしていきます。

不本意な異動を命じられて悩む人の多くは、異動の理由をはっきりと認識できていない場合があります。まずは人事部や上司に「**なぜ自分が異動を命じられたのか**」という理由を尋ねてみることをお勧めします。

私は人事部からよく話を聞く機会がありますが、会社が人事異動を考えるのにはやはりそれなりの理由があります。

どんな異動も組織にとってパフォーマンスを最大にして利益を上げることを期待して行っています。そのため個人の希望やキャリアプランが必ずしも優先されないのは、やむを得ないことなのです。

例えば会社側は次のようなポジティブな理由で異動を命じていることがよくあります。

▼一回り大きくなってもらうために、新たなスキルや経験を身に付けてほしい

▼将来管理職になったときのために、支社や支店、工場などの現場を理解してもらいたい

▼○○部長の下で、マネージメント力や交渉能力など、現在不足している部分を指導してもらって強化してほしい

▼異動先の部署が停滞しているため、新しい視点や考え方を投入して活性化してほしい

こうした会社の期待を知ることで自分が新しい部署で何をすべきかがクリアになり、心機一転、頑張れることも少なくありません。

また逆に次のようにポジティブではない理由で異動が命じられることもあります。

- ▼現在の部署では業績が今ひとつ。違う部署のほうが適性に合って活躍できるかもしれない
- ▼何年か同じ部署にいるため、仕事ぶりがマンネリ状態になってしまっている。新たな部署で刺激を受けて頑張ってもらいたい
- ▼本人は気づいていないが、言い方や態度にパワハラ的な傾向や、自分勝手な行動（上司の指示に従わない、業務中に私用に時間を使う）がある
- ▼勤怠が悪くて欠勤や遅刻が多いので、部署のメンバーに迷惑がかかり負担になっている

こうしたポジティブではない理由の場合は、会社側がそれを本人にしっかりと伝えていない場合もあります。本人の気持ちを傷つけないように、異動先でモチベーションを失わないように、という配慮なのかもしれませんが、マイナス要因があった場合でもしっかりと伝えて改善してもらわないとまた同じことが繰り返されるかもしれません。

さて異動の理由が明らかになったら、それがどのようなものであっても次の段階としては新しい部署で頑張るために心の切り替えが必要になります。

望んでいない異動を命じられたのですから、しばらくは非常につらいものです。新しい部署の人間関係や仕事に慣れるまでの期間は明らかにストレスが大きい状態であり、中には「こんな異動には耐えられない」と会社に辞表を提出してしまい、転職活動を始めようとする人もいます。ただ精神科医としては、このような急な転職活動はお勧めしません。なぜならストレスの渦中にあるときに重要な決断をすると、判断ミスを起こしがちだからです。

精神医学では「**心身がストレス状態にあるときに、人生を左右する大きな決断はしてはいけない**」というのが基本的なセオリーです。

焦って転職した先がより悪い条件の会社だったということもあります。何より大きなストレスがあって前向きな雰囲気ではいられない人が面接をパスするのは難しく、転職活動の期間が予想より長引いてしまいメンタルの状態が悪化してしまうこともあるからです。

過労死ラインを超えるような残業が常態化しているとか、心身を病むレベルのパワハラが横行しているといったブラックな職場からは早急に逃げ出すべきですが、そうでない場合は焦って転職活動してもよい結果に結びつかないことが多いのです。

異動したのちにまず必要なのは、数カ月間は睡眠と栄養のある食事をしっかりとって心身のコンディションを整えることです。

慣れない環境、慣れない人間関係から、最初の2～3カ月は自分が思っている以上に疲労がたまります。詳しくは第III部で解説しますが、平日でも6時間以上の睡眠を確保し、たんぱく質やビタミン、ミネラルを食事でしっかりとって、心身の疲労を解消しましょう。

心身をケアしつつ半年ほどは様子を見て、それでも転職したい気持ちがあるのならば、行動に移せばよいと思います。

「まずは1年間、この部署で与えられた仕事をやってみよう」などと、期限を決めて取り組むのもお勧めです。以前に面談をしたメーカー勤務の男性は、「異動を命じられたときは全く興味のない分野で落ち込んだけれど、自分のキャリアの引き出しを増やすためと思って、まず1年間だけ頑張る」と期限を決めたそうです。結果として想定以上の業績を出せるようになり上司に認められたことで、その分野の仕事がどんどん好きになったと語っていました。

逆に期限を決めて頑張ってみたけれども、どうしてもその部署の仕事になじめない、好きになれないという場合は、会社へは異動願いを出しながらも転職活動を開始することになるかもしれません。その場合は気持ちを切り替えて、「現在の部署の仕事を、**生活のためにと割り切って最小限のエネルギーで淡々とやる**」のでもよいと思います。そして余ったエネルギーを使って転職活動を行っていけばよいでしょう。

中にはそうこうしているうちに会社の状況が変わって新たな異動を命じられて心機一転活躍する人もいましたし、新しい会社へステップアップする転職がかなう人もいました。

ともかく異動というのは大きな人生の転機の1つであるため、焦らずじっくりと自分の心を整理した上でプラスに転換できるよう心を切り替えることが大切です。

8章

中堅

公私ともにのしかかる責任がストレスに!

最も過労と変化ストレスの高い世代

30歳を過ぎて中堅社員になるころには、社会人としての意識や振る舞いもしっかり身に付き、経験やキャリアも重ねてきて、一人前のプレイヤーとして活躍できるようになっています。体力・気力も十分あり、疲れ知らずにバリバリと動ける時期です。

このころから、個人の能力に応じて中間管理職としてマネージャーの業務も任されるようになってきます。

一方プライベートでは、**結婚・子どもの誕生・子育て**とさまざまなライフイベントを経験する人が多く、人生の中でも非常に変化に富んだ多忙な時期でもあります。

3章でも解説したように、あらゆる変化はストレスになります。結婚や子どもの誕生などうれしいライフイベントであってもやはりストレスになり得るので注意が必要です。

それでは中堅社員に起こりがちなケースをご紹介していきましょう。

ケース❶ 昇進して部下を持ったら、うつになった

Ｔさんは、ＩＴ系企業でシステムエンジニアをしています。

真面目で人当たりもよく、顧客の評判も上々で、着実に社内での評価を上げてきました。

春から数名のグループのマネージャーに昇進し初めて部下を持ち、あるプロジェクトの責任者となりました。Ｔさんは昇進を素直に喜び、当初は非常に張り切っていたそうです。

ところが半年ほどたったころからＴさんの様子がおかしくなってきました。それまで勤怠には全く問題がなかったのに、体調不良を理由に遅刻が目立つようになってきました。また温厚で笑顔の多かったＴさんの表情が一変し、いつも暗い

顔で誰とも話さなくなってきたのです。

上司が心配して人事部に報告し、産業医との面談を受けることになりました。

面談室に入ってきたTさんは、顔色もあまりよくなく表情も暗い感じでした。私が「最近体調不良で遅刻が増えているようですが、調子はどうですか？」と尋ねると、「実は夜の寝つきが悪くなってしまって。ここ1～2カ月は、毎日2～3時間しか眠れていません」と話します。

事情を詳しく聞いてみると、当初は張り切っていたものの、部下2人のうち1人が仕事が遅くミスをしやすかったため、自分がカバーしながらもう1人の部下に仕事を多く頼んでいたそうです。すると仕事を多く頼んでいた部下が次第に「なぜ自分だけ仕事の量が多いのか？　不公平じゃないか」と不満を口にし始め、Tさんに文句を言うようになりました。

部下に強い口調で文句を言われてショックを受けたTさんは、平等に仕事を振るようにしたそうです。すると仕事の遅いほうに合わせて仕事を振るために、当然ながらプロジェクトの進捗が遅れ始めました。Tさんは責任を感じて終電まで目いっぱい残業し遅れた仕事をカバーしようとしたのですが、あまりにも忙しくて仕事の遅い部下のミスに気づくのが遅れてしまいました。

その結果プロジェクトの遅れが致命的になってしまい、上司やクライアントからも「どうなっているんだ！」と厳しく責められてしまったのです。

Tさんは夜も不安で眠れなくなり、朝起きるとひどい頭痛がするようになってきました。頭痛薬を飲んでなんとか会社には来て、自分で無理をして膨大な仕事をこなすという毎日。Tさんは私に「もうプロジェクトリーダーを降りたいです。前のように部下を持たないで、自分の仕事に思い切り集中できる身分に戻りたい」と訴えました。

初めて部下を持ったらうつに

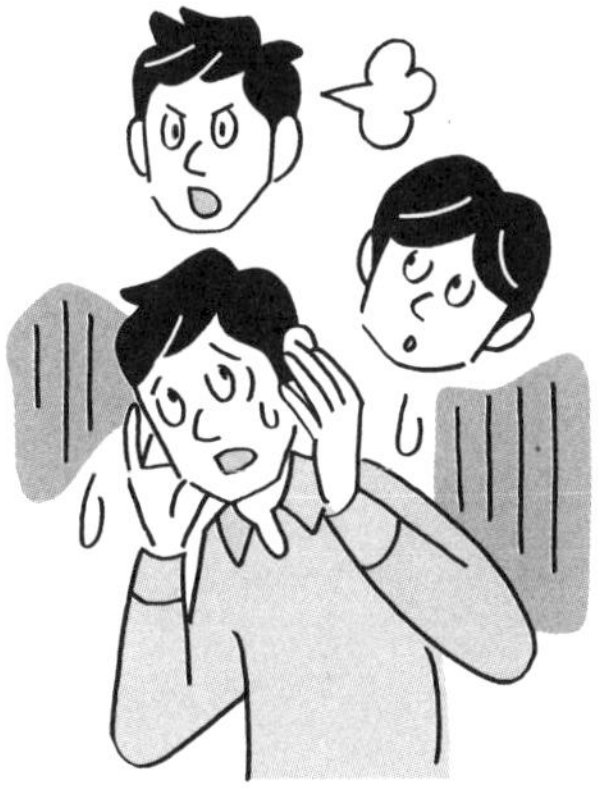

このようなケースは、中間管理職の経験が浅い人によく見られます。

部下からの要望と上司やクライアントからの要望でサンドイッチ状態になり、身動きがとれなくなってしまい心身の調子を崩してしまうのです。

特にＴさんのように黙々と仕事をこなす職人タイプや、性格が優しくて人に強く言うのが苦手で他人から嫌われることを恐れる人が部下を持つと、このようなケースに陥ってしまうようです。

部下のほうが露骨《ろこつ》に文句を言ったり反抗的な態度をとったりする「**逆パワハラ**」の状況になって、メンタルを崩す若い管理職に私は何人も出会ってきました。

彼ら彼女らは本来プレイヤーとして仕事をすることは大好きなのですが、他人に毅然《きぜん》とした態度で注意をしたり指示命令を出したりすることは苦手なのです。性格も温厚でＮＯと言えないタイプの人は、部下に食われてしまって主導権をとられてしまうことがあります。

プレイヤー気質の人は、いくら仕事ができるからといって部下をいきなり持たすのではなく、徐々にリーダーシップが身に付けられるように、まずは「**管理職の見習い**」的な立ち位置におくことがお勧めです。

部下の管理の仕方、注意の仕方、部下からのクレームへの応じ方などを丁寧に指導してあげる「管理職になるためのコーチ」が必要なのです。コーチングなどの外部研修に積極的に行かせるのもよいでしょう。管理職としてのスキルを身に付けてから中間管理職として独立させないと、Tさんのような「マネージャー職に適応できない」というケースが起きてしまいます。

Tさんは不眠症状や抑うつ状態がかなりひどく頭痛も頻繁に起きているようでしたので、すぐに心療内科を受診して治療を受けてもらうことにしました。同時に会社の人事部にフィードバックし、「Tさんのマネージャー職を一時的に免除し、仕事量や責任も大幅に軽減してあげることはできないか」と提案しました。

プレイヤーとしての能力は会社で高く評価されていたために、人事もすぐに動いてくれてTさんは望み通りリーダー職を解かれプロジェクトも変更となり、マイペースで仕事に取り組めることになりました。

心療内科での治療の効果も出て体調は次第に回復し、数カ月後には表情も元通りになり、穏やかな笑顔が見られるようになりました。

ケース❷

好きで仕事をしていたら、深刻な過労に陥った

Oさんはバリバリのキャリアウーマンで、大手メーカーの広報部の課長を務めています。月に80時間以上の残業が半年以上続いているために、会社の命令で面談をすることになりました。

Oさんは自他ともに認める仕事大好き人間。産休や退職などで部署の人手が減り、法的に問題のある残業過多が1年ほど続いてしまっていました。面談室に入ってきたOさんは、顔色が悪く疲労感を漂《ただよ》わせています。長い髪も艶《つや》がなくパサついている感じでした。

「ずいぶん長く残業が続いているようですが、調子はいかがですか？」と尋ねると、Oさんは面倒くさそうな表情で「毎日終電まで残業しているので、かなりヘロヘロ。疲れもすごくたまってます」と答えます。「睡眠は？」と尋ねると、「何カ月もずっと3〜4時間睡眠ですよ。夜中の12時過ぎに帰宅して入浴したり家事をしていたら、寝るのは毎晩2時過ぎ。朝は6時に起きないと間に合わないし」

と投げやりに答えます。

ここ半年ほど深刻な睡眠不足が続いていて頭がボーっとして集中力が続かず、小さなミスをしたり部下とのミーティングをすっぽかしたりする症状が出てきていました。土日も出勤したり自宅で仕事をしていたりする日があり、実質の休日は月に2〜3日ほど。忙しさにかまけて食事もおざなりになっていて、デスクで食べられるおにぎりやパンで済ませてしまうことがほとんどで、夜遅く帰ると食欲がなく夕食をとらないこともしばしばだと言います。

健康診断の結果を見ると、体重がここ半年で5キロも減っていて、もともと貧血ぎみだったのが悪化し治療が必要なレベルになっていました。最近では朝に頭痛やめまい、動悸を感じることもあり、遅刻も増えてきているようでした。

私は驚いて「深刻な疲労状態になっていますね。集中力や記憶力にもダメージが出てきているし、栄養不足で貧血も進行しているし、このままだと倒れてしまいますよ」と伝えました。するとOさんは「いや、私が頑張らないと仕事が回らないので仕方ないんですよ。このプロジェクトは会社の肝《きも》いりでスタートしたし、私もすごく力を入れてきたんです。あと半年ほどで完成に持っていけるから、やるしかないんです。人員の補充を頼んでいるんですが、なかなか会社が動いてくれないから仕方ないでしょ！」とイライラした様子で答えます。

私はこのまま過重労働を続けていては確実に倒れてしまうことを説明し、すぐにOさんの過重労働を減らすように人事部に意見することにしました。Oさんは「今仕事を減らされたら困る」と初めは抵抗していましたが、このまま睡眠不足の状態を続けていると取り返しのつかない大きなミスにつながること、貧血が進むとめまいや動悸も進行して仕事に来られなくなってしまうこと、最悪の場合は過労死の可能性もあることなどを伝えると、ようやく納得してくれました。

仕事大好き人間」が過労に

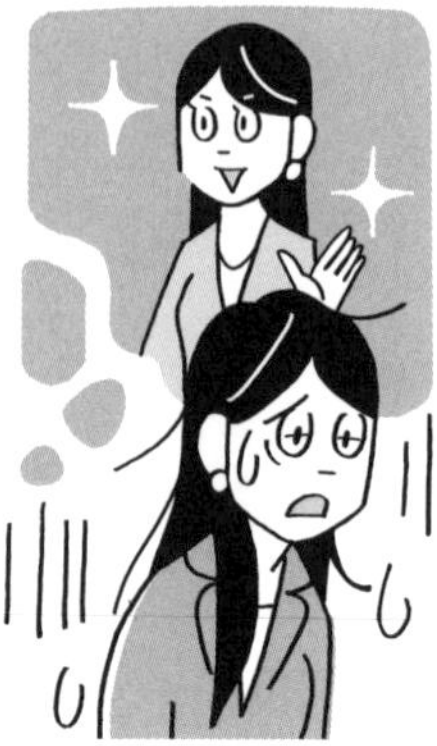

人事担当者は「そんなにOさんの健康状態が悪化しているとは知りませんでした。彼女は社内でも有名な仕事大好き人間だったからつい油断してしまいました」と驚いていました。

結果としてほかの部署から経験者が２人投入され、Oさんの残業はかなり削減されたそうです。１カ月後にOさんと再び面談したときは、前回とは違ってきちんとお化粧をして髪の毛の乱れもなく、金色のイヤリングも付けていて華やかな雰囲気に変わっていました。

「やっぱり先生の言ったように、やばい状態だったようですね。休んでみてよくわかりました。残業が免除されてから数日は死んだように10時間以上寝ちゃいましたよ。行きつけの内科の先生のところに久しぶりに行ったら、ひどい貧血と栄養失調だって怒られました。先月は頭がもうろうとしていて思考力もかなり落ちて、仕事の能率も下がってしまっていたようです。今は頭もスッキリしてきたので、残業なしでも仕事が倍以上進みます」と穏やかに話すOさんを見て、「本来はこんなにエレガントな女性だったんだ」と気づいたのでした。

タフな社員に頼りすぎてはいけない

どんな職場にも、Ｏさんのように自他ともに認める仕事大好きでタフな社員がいるものです。

体力・気力ともに十分。疲れ知らずで繁忙期には夜遅くまでバリバリ仕事をこなし、自分の意見も堂々と主張するからハードな交渉もなんのその。「飲みニケーション」もウェルカムで人付き合いも悪くなく、休日はゴルフやレジャーに朝早くからアクティブに参加するという強者もいます。

しかしどんなに仕事が大好きであっても、メンタル疾患にかかる可能性はゼロではありません。

「自分がまさかうつになるなんて思いもしなかった」とショックを受ける患者さんや、「あの人がメンタルダウンするなんて」と上司や同僚が驚くパターンに、これまで何度も遭遇してきました。

私の経験から「**タフな社員がメンタルを病む**」のは、３つのパターンが多いように思います。

パターン① 終わりの見えない過重労働に陥ったとき

まさしくＯさんのパターン。タフな社員は繁忙期の長時間残業なんてヘッチャラという人も少なくありません。過重労働から面談に呼んでも、「元気なんで大丈夫です」とさっさと退席していくこともしばしば。

しかしいくらタフであっても、終わりの見えない長時間残業が続いている場合は要注意です。彼ら彼女らは今までの活躍ぶりを評価されて、ビッグなプロジェクトのリーダーに抜擢《ばってき》されたり、重要な部署の管理職を任されたりすることがありますが、そのようなところでは、仕事のプレッシャーや仕事量が多く、スタッフ全員が慢性的な疲労を抱えがちです。

順調に仕事が進んでいるときはまだよいのですが、何か問題が発生したり臨時の案件が突っ込まれるとたんに業務量がキャパオーバーとなり、ストレスに弱いスタッフから病んでしまって戦線離脱する、ということも珍しくありません。

昨今は欠員が出たとしてもすぐに補充してもらえることが少なく、働き方改革で若手社員には長時間の残業をさせられなくなっている事情も重なり、管理職やリーダーが欠員分の仕事をこなしていくという事態に陥りがちです。すると、毎晩終電で帰宅になり、睡眠不足が常態化。さらに土日にも仕事をしたり……と心身に疲労が蓄積していきます。

　こういう状態が半年以上継続すると、いくらタフな社員であっても心身のどこかに異常が出てくるのです。

「いつまでこういう状態が続くのか、と出口の見えない長いトンネルを全力疾走しているようで精も根も尽き果てました」「仕事に忙殺される日があまりにも続くため、家族との関係もおかしくなって……。自分は一体、何のために必死で働いているのかわからなくなりました」こんなふうに話す人にも出会いました。

　会社側はタフな社員に甘えて、1人に負荷をかけ続けてはいけません。特に裁量労働制になっている管理職は、過重労働になっていないかどうか常にチェックが必要です。

パターン② 家族が大きな病気になったとき

　家族が病気になって入院したときも、タフな社員がメンタルを病みやすいパターンの1つです。

　特に妻が病気になって入院して回復が長引いたとき、今までバリバリ働いていたタフな男性社員がメンタルを病むというパターンに少なからず遭遇しました。

　それまで家事や育児を妻がメインで担ってきた場合、妻が倒れると私生活は一気に機能不全に陥ります。すぐに親などがヘルプに駆けつけて手伝ってくれる場合はよいのですが、それが無理だと慣れない家事、子どもの世話、保育園の送り迎えを夫が１人でこなさねばならなくなります。

特に男性は、「子どもや家の用事で仕事を軽減してほしい」と職場に言いづらい傾向があるため無理を重ねがちです。

また子どもや家族の病気や入院が長引いて、女性社員が看病のために過労状態になってメンタル不調や体調不良になるケースもよくあります。仕事が終わってから病院に駆けつけて世話をしたり、夜遅くまで看病を続けたりしているうちに、肉体的・精神的疲労がピークに達してしまうのです。

遠方に住んでいる高齢の親の健康状態が急に悪化し、休日のたびに長距離を往復して介護や施設の手配に数カ月奔走《ほんそう》し、心身のエネルギーを消耗してうつ病になったケースもありました。

こうしたプライベートのストレスが長い期間続きそうなときは、男性も女性も、まずは正直に上司や人事部に相談して仕事量の調整をお願いする必要があります。

パターン③ クレーム対応や陰湿ないじめが長引いたとき

いくらタフな社員でも、ネガティブな人間関係ストレスに長期間さらされるのは危険です。

例えば難しい交渉に長けていると社内では一目置かれていた40代の中間管理職の男性が、**理不尽な要求を繰り返すクライアント**の担当となり心身を病んだケースがありました。

そのクライアントは、一方的に納期の変更や契約外のサービスを求めたり重箱の隅をつつくようなクレームを繰り返しては怒声を上げるタイプでした。わがままなクライアントの対応に翻弄され続けて数カ月、ようやく仕事が終了してホッとした直後から動悸や冷や汗に襲われる**パニック障害**を発症して、彼は休職してしまったのです。

また大手美容会社のキャリア女性のケースは、**陰湿ないじめ**が原因でした。彼女は系列の販売店の店長が急に病気となったために、本社から臨時の店長として抜擢されたのですが、その店の美容部員が商品のマニュアルを勝手に省略して販売したり、所定の時間外に休憩をとったりしていることに気がつきました。彼女は美容部員たちに注意し指導しました。しかしそれを逆恨みした美容部員たちが結託《けったく》して、必要な報告を伝えない、あからさまに無視する、郵便物や私物を故意に紛失させるなど陰湿ないじめを始めました。

今まで本社のエリートビジネスパーソンの中で働いてきた彼女は、その幼稚で陰湿なやり方に驚くとともにショックを受け、本社の上司に相談したものの「あと数カ月だから我慢しろ」の一点張り。次第に不眠状態となり、食欲も減退して心療内科を受診したところ「**適応障害**」の診断を受けて休職の診断書が発行されました。

これらの例のように、理不尽なクレームや陰湿ないじめに長期間さらされた場合、それまでバリバリ働いてきたタフな人でもストレスが高じてメンタルを病むことがあるのです。

こうした状況を会社は放置してはいけません。長引くクレーム対応には、1人で当たらせるのではなく複数で対応させる。陰湿ないじめに対しては、より権限のある経験豊かなスタッフを派遣するなどしてきちんと対策する必要があるのです。

ケース③

子どもが生まれてから疲れがとれなくなった

製薬会社の営業職であるYさん。

毎日社用車に乗ってはクリニックや病院を回り、医薬品の情報を提供するのが仕事です。営業職としてかなり優秀で、クリニックや病院のドクターから信頼され売り上げをコンスタントに上げていました。

しかしある日、車の運転中に居《い》眠《ねむ》りをして追突事故を起こしてしまいました。上司が話を聞くと「最近、体の疲れがとれなくてついうとうとしてしまった」とのこと。産業医面談を受けることになり、次のような事情が明らかになりました。

「8カ月ほど前に子どもが生まれてから、とにかく毎晩、夜泣きがひどくて。私は仕事が大好きなので育休は最低限にして復帰し、日中は保育園に預けています。子どもの保育園のお迎えも夜泣きの世話も夫と手分けして1日交代でやってきたのですが、ひどく泣くときは夜中に何時間も車に乗せて走ることがあります。それに自分が当番でない夜も、泣き声で起きてしまうことがあるんです。今までは、夕食後にソファーでうたた寝することで睡眠不足を補ってきたんですが、2カ月前にチームリーダーになってからは、夕食が終わってからも部下の報告メールをチェックしたり相談に乗らなくてはいけなくて、うたた寝もできなくなりました。睡眠不足がどんどん重なり、運転中につい居眠りしてしまったんです」

Yさんが極度の睡眠不足に陥っていることは明らかでした。この状態で社用車の運転をするのは明らかに危険です。「実は、チームリーダーを降ろしてもらおうかと思っていたのですが……。せっかく抜擢してもらったのに、自ら放棄するのはキャリア形成にとってすごく惜しいし、夜泣きが治まるまであと少しだろうから頑張ろうと思っていた矢先に事故を起こしてしまって申し訳ないです」と涙を浮かべています。

私の報告を受けた人事担当者や上司はすぐに対策を相談し、Yさんのチームリーダーを1年間免除するという方向でまとまりました。上司から「1年たってお子さんの夜泣きが治まっていたら、またチームリーダーに戻ってもらいたい」と説明され、Yさんはほっとしていました。

さらに私は1週間ほど有給休暇を取得して体の疲労と睡眠不足を解消したらどうかと提案し、会社もYさんも同意しました。

有給休暇が明けたYさんの表情はすっかり明るくなっていて、「気持ちも体もかなりスッキリしました。私がチームリーダーにこだわって、無理をしてしまっていたと反省しました。これでは、せっかく生まれてきてくれた大切な子どもの世話もできなくなってしまいますよね」と笑顔で話していました。

過労で運転中に居眠り

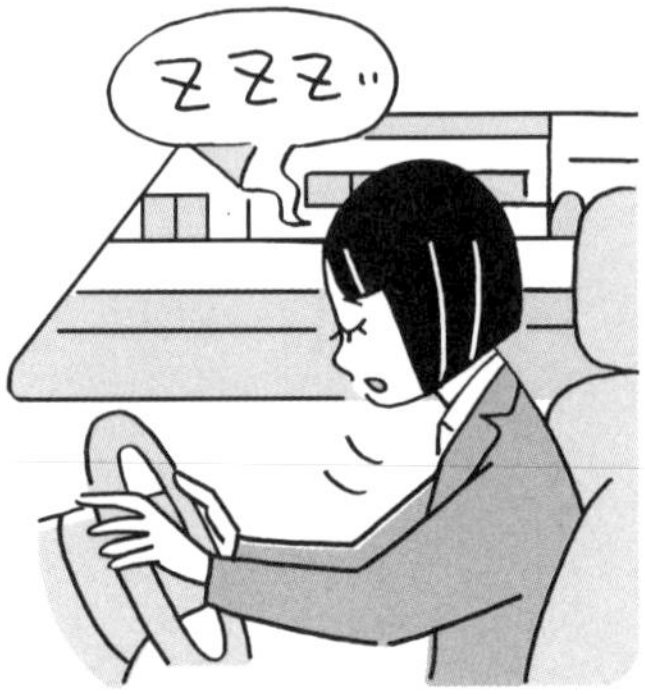

育児ストレスが高い時期は「スローモード」に

30代や40代は、子育てというライフイベントを経験する人が非常に多い時期です。しかし残念ながら、現在の日本社会では、ワーキングママ・パパのストレスが非常に高くなってしまっています。特に、子どもが生まれてから小学校低学年ぐらいまでは、子育てに多大な時間とエネルギーがとられ、仕事が思うようにできなくなることもよくあります。

育児に積極的に参加する男性も大幅に増え、Yさんのような「**育児ストレス**」によって仕事に支障が出てしまう例は、女性だけに限りません。男性社員からも「子育てが大変なので役職を免除してほしい」「子どもの迎えに間に合わないので、部署を変えてもらいたい」といった相談を受けることが増えてきました。

私も2人の子どもを育てながら働いてきましたので、この時期の大変さはよくわかります。仕事が思うようにできなかったり、自分自身の時間が持てずにストレスがたまってイライラすることも多いでしょう。子どもが小さいころは子育てに体力もかなり使いますから、疲労もたまりやすくなります。

子育ての先輩として助言させていただくならば、子育て真っ最中の時期には、ぜひ3つのワード「**焦らない**」「**比べない**」「**頑張りすぎない**」を自分に言い聞かせながら乗り切ることをお勧めしたいと思います。

子どもが小さいときは「①焦らない」「②比べない」

子どもが小さければ小さいほど自分が思うように仕事ができません。子どものいない同僚がハードワークをこなして活躍したり、研修や留学などの経験を積んでスキルアップしているのを横目で見ながら、自分は時短勤務でそそくさと退社して子どものお迎えに行かなければならないので、「このままでいいのだろうか？」とつい焦ってしまいますよね。

それでイライラしたり自己嫌悪に陥ってつらくなるという経験を、私自身もしてきました。しかしあるとき私の尊敬する先生から次のような励ましをいただいたのです。

「あなたは今、日本の未来を担う人材を育てるという、とても重要な仕事をしているんだよ。自分自身のやっている仕事を大きな目で眺《なが》めて、もっと誇りを持ちなさい」

また幼児教育の専門家でもある先輩ママからは、「たいていの仕事はあとから挽回できるけど、子どもに関われるのは今このときしかないのよ。焦らないで！」とアドバイスをもらいました。

その言葉どおり、やはり子どもと過ごす時間をしっかり確保しておかないと、子どもが放つ**ＳＯＳのサイン**に気がついてやれなくなるのです。

例えば保育園や学童保育から帰ってきて、ご飯を一緒に食べたりお風呂に入れたりしているなかで、「あのね、今日ね、○○くんとね……」と友達とトラブルがあったことをポツポツと話し出す。

10代になってからも食後の後片付けをしている私の背中に向かって、「実はさ、この前、こんなこと言われたんだけど……」と心が傷ついた出来事を唐突《とうとつ》に話し始める。

親が「今日は何かあったの？」と尋ねても、子どもがすぐに心の中を話してくれるとは限りません。子どもは親と一緒にゆっくりと時間を過ごしている中で、少しずつ自分の気持ちをまとめながら、あるタイミングでようやくＳＯＳを出してくるのです。

最近の若いママ・パパは、ＳＮＳやネットを通じて非常に多くの情報に触れているので、「他人のキャリアや子育てと自分を比べてしまって、落ち込む」という声をよく聞きます。そのたびに私は、「焦らない」「比べない」と、自分の経験を交えながら伝えるようにしています。

育児ストレスが高いときは「③頑張りすぎない」

仕事も育児も完璧にこなしたいと頑張りすぎると、ママ・パパの心身が疲労し、余裕がなくなって笑顔が減り態度もイライラしてきます。すると子どもだけではなく、夫婦関係にも悪影響を及ぼしてしまいます。

子どもはママとパパが笑顔で一緒にいてくれることが何よりうれしいし、精神的にも安心します。だからまずは、自分の睡眠や食事の時間をできるだけしっかりと確保してください。

子どもが小さいとその世話に膨大な時間と体力がとられてしまいますが、**家事は手抜きできるところは手抜きをし、自分もしっかり栄養と睡眠を確保しましょう。**

睡眠時間を削ってヘロヘロになるまで仕事を頑張っても体を壊してしまえば、会社にも家族にも迷惑をかけてしまいます。

「子育てで大変なときは、仕事でのスローダウンも必要」と、割り切ることが大切です。子どもが成長して手がかからなくなり、いつの間にか仕事にかけられる時間が増えていき、再び全力投球できるようになったときには、子育てのためにスローダウンした経験が無駄ではなかったことに気づくはずです。

参考までに、子育てを経験したさまざまな年代のワーキングママ・パパが語ってくれた言葉をいくつかご紹介しましょう。

▼「子育てを通じて今まで想像もしなかった新しい世界を知ることができた。子育てに関わるさまざまなサービスを通じて、こんな世界もあるんだと視野が少しずつ広がり、自分の仕事にとってもよい経験になっている」（30代男性　広告業）

▼「子どもの成長とともに忘れていた自分の子ども時代の思い出を再体験して、親の苦労が理解できたことで、他人への共感がとても深まっているのを感じた」（30代女性　教師）

▼「育児書や子育てセミナーなどで子育ての情報を手当たり次第に求めながら悪戦苦闘しているうちに、人の成長を心理的にサポートするコーチング的なプロセスを学んでいた。その経験は仕事の人間関係でも確実に役立っている」（40代女性　管理職）

▼「子どもに発達障害の傾向があって不登校になりかけて大変なときもあったけど、

なんとか乗り越えていく中で自分自身も強くなれた。それと同時に、弱い立場の人に対しても、以前より思いやりの気持ちを持って接することができるようになった」（40代男性　医療職）

▼**「自分は何をやっても人並み以下の成果しか出せずに自信がなかったけど、子どもが成人し社会人になった姿を見て、『こんな私でも1人の人間を育て上げられたんだ』と初めて自分に自信が持てた」**（50代女性　事務職）

今、「大変だ」と感じているワーキングママ・パパも、どうぞ長い目で人生をとらえながら、子育てにじっくり取り組んでほしいと思います。「焦らない」「比べない」「頑張りすぎない」の3つを心がけて、仕事と育児の両立を無理せず続けていってください。

ケース❹

ノルマとプレッシャーでパニック障害に

Gさんはアパレルメーカー勤務。

優秀で業績もよく、数年前からは都内でも中核となる大型店舗の店長に抜擢されて頑張っていました。

しかし1年前から店舗の売り上げが伸びずノルマの達成が難しくなり、エリアマネージャーからは常にプレッシャーをかけられて責任を感じていたと言います。

さらに半年前にGさんが頼りにしていた副店長が病気になって休職してしまいました。店には経験の浅い若いスタッフしかおらず、Gさんは日中はスタッフの指導や店内のマネージメントをしつつ、閉店後に経理などの業務を1人で行わねばならなくなり、残業が月に60時間ほど発生するようになりました。

また週1日の休日にもしょっちゅうスタッフからの問い合わせの電話がかかってくるようになり、何かトラブルがあるとすぐに駆けつけて対応するという多忙な日々が続いていたそうです。

Gさんは次第に店のことが頭から離れなくなり、電話が鳴ると全身がビクッと緊張するようになりました。また、エリアマネージャーがやってきて売り上げを報告しなければならない日が近づくたびに憂うつになって眠れなくなったそうです。

ある朝、Gさんはいつものように店舗に出勤するため電車に乗ったところ、冷や汗が出て息苦しくなり、激しい動悸を感じてうずくまってしまいました。周りの乗客に助けられて下車したGさんは、救急車で病院に運ばれましたが、特に異常は発見されず、点滴を受けている間に回復したのでした。

しかしその日から、仕事中や出勤途中にも動悸や息苦しさが頻繁に起こるようになり、電車に乗っていて苦しくなると途中で降りてしまうので遅刻してしまったり、接客やミーティング中にも動悸が激しくなってきたりと、満足に仕事ができなくなりました。こうした状態に不安も増していき、夜もいっそう眠れなくなってきました。

思い悩んだGさんが本社の人事部に連絡してきたため、私と面談することに。典型的な「パニック障害」の症状であったため、私はすぐに心療内科に紹介状を書きました。

直ちにパニック障害の薬物療法が開始されましたが、一度出現し始めた動悸や息苦しさ、不安感は一朝一夕で治まるものではないため、Gさんは結局休職することになりました。

ノルマの重圧でパニック障害に

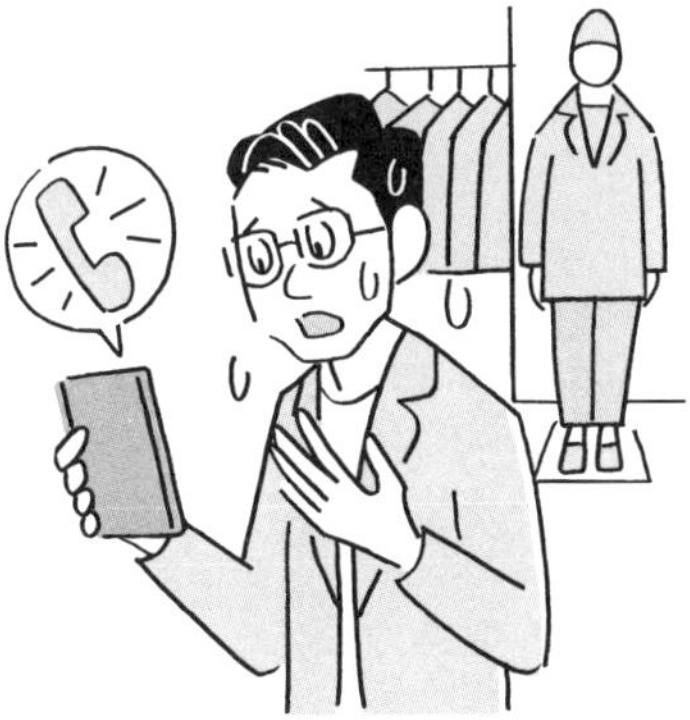

30代や40代は、どんどん責任のある仕事を任されて求められる仕事の質も高くなってくる時期です。

Gさんのように仕事ができる社員ほど会社の期待が集まり、管理職としての仕事も増え、配下に部下を多く抱え、マネージメントの業務が課されたりすることが増えていきます。

グループのリーダーや部署のトップとして、売り上げや契約数といった「**数字**」のプレッシャーと日々格闘している人も少なくありません。

また産業医として面談をしていると、「日中は部下の指導やフォローで自分の仕事ができなくて、**終業時間が過ぎてからやっと自分の仕事が始められる**」といった人にもよく出会います。

Gさんのように休日もスタッフからの相談を電話やメールで受けたり、顧客との対応や現場のトラブル処理を引き受けたりしている場合もあります。

こうした精神的なプレッシャーと肉体的な疲労が重なって限界に達してしまうと、Gさんのように自律神経が乱れて**パニック障害**になったり、不安が高じて**不眠症**などのメンタル不調を発症したりする人もしばしば出てくるのです。

そのほかこうした精神的なストレスと体の疲労が蓄積した場合は、慢性的な腹痛や下痢（または便秘）を繰り返す過敏性腸症候群や、ストレス性の胃潰瘍をはじめ、胃もたれや胃痛が継続する慢性胃炎や消化管ディスペプシア、胸やけやむかつきを感じる胃食道逆流症になる人も珍しくありません。また精神的な緊張による肩こり・首こりが長引いて、緊張性の頭痛になる人もいます。

心身の疲労が蓄積することによって、めまいや耳鳴りを感じたりひどいときはメニエール病になってしまう人もいます。

これらのストレス性の疾患は、体にも心にもストレスと疲労が知らないうちにじわじわとたまることによって発症してしまうのです。

かくれ疲労にご用心

30代40代は、なまじ体力があるために疲労やストレスの蓄積になかなか気づかない人が多いので注意が必要です。

責任のある仕事に追われている人ほど、次のような「**かくれ疲労**」の兆候がないかチェックしてみてください。

▼ **仕事や人間関係のことで、普段より細かいことが気になりやすくなっている**

▼ **そのためつい夜遅くまで考え込んだり、早めに目が覚めたりと、熟睡できる日が減っている**

▼何となく体がだるいなと感じる日が増えている気がする
▼仕事や家事などのルーティンワークに対して、普段より「めんどくさいなあ」と感じてイラッとしやすい
▼病院に行くほどではない胃もたれ、便秘、下痢、肩こり、頭痛、耳鳴りなどが、以前より増えている
▼休日に予定を入れてみるものの、いざ出かけるとなると何となくテンションが下がってしまい、出かけるのをためらう。頑張って行ってもあまり楽しくない

こうした兆候があれば、要注意です。これらは、疲労の蓄積によって起こっている自律神経の乱れの初期症状だからです。

この状態であれば、体力や精神力でとりあえずしのげるので、見逃されやすい傾向があります。

「なんだか気がたるんでるなあ。もっと頑張らなくっちゃ」「ノルマ達成のために、もっとギアあげなくちゃ」と自分にハッパをかけすぎていると、本格的な心身の不調に結びつく可能性が高まるのです。

もしこうしたサインをキャッチしたら、とにかく心と体を休息させることに注力してく

ださい。
睡眠に関するセルフケアについては、10章にて詳しく解説しますが、平日はできるだけ睡眠時間を「**6時間以上**」確保する必要があります。もし仕事のことが気になって神経がピリピリするため熟睡しにくく寝つくまで1時間以上かかったり、途中で2回以上起きてしまう症状が週に何回か起こるような場合は、心療内科や精神科、内科などで相談し、軽い**睡眠導入剤**を処方してもらうのもお勧めです。不眠症状が悪化してしまうと、心身の不調がどんどん進んでしまいます。

「睡眠薬を毎日飲むのは抵抗がある」という人も、1週間のうち1、2日だけでも服用し、グっと深い睡眠をとるだけでも、体の疲れはかなり違ってきます。

また昼食や夕食をできるだけ時間をかけてゆっくり食べて、自律神経のバランスを整えましょう。仕事中は多忙すぎて気が抜けないという過緊張ぎみの人でも、昼食や夕食の時間を長めにとることで、リラックスを図ることができます。

心身の休息時間をしっかり確保するためには、休日には「**仕事から完全に離れられる時間**」が必要です。もしGさんのように、休日もスタッフや顧客からの電話を無制限に受けている場合は時間外労働をしていることになるため、労働法的にも大きな問題になります。

営業職や店舗の管理職者は、自分が休みの日でも仕事の連絡が入るようにしてしまいがちですが、これまでの慣習に甘えずに**きちんとONとOFFを分ける**ようにしましょう。

なお休職になったGさんは、3カ月後に体調を改善し、店長職に復帰しました。会社が副店長とベテラン社員を店に配置し、Gさんは休日の電話や出勤から完全に解放されることになりました。ノルマについても、エリアマネージャーがあまり厳しく店長を追い詰めないように指導したとのことでした。

Gさんはその後、体調を大きく崩すことなく、引き続き通院しながらも店長職を続けています。

9章 ベテラン

体力が落ち、健康不安もストレスになる

管理職になり責任はピークに

40代も半ばを過ぎると、名実ともにベテランの社員です。仕事の経験や知識も積み重ねているために、なんらかの管理職についている人も多くなります。現場でプレイヤーとして働く機会は減っていく一方、責任はピークに達していきます。

肉体面では50歳を過ぎたあたりからは男女ともに「**老化**」という問題にも直面しなければならなくなります。それまでと比べると体力は明らかに落ちていきますし、女性でも男性でも更年期や、生活習慣病などの健康問題も起きやすくなってくるのです。

また、50代に入ると**定年退職**という組織人としてのゴールも意識せざるを得なくなり、その後の人生に向けてどのように生きていくか、という課題も生まれてきます。

それでは、ケースごとに見ていきましょう。

ケース❶ 脳梗塞になり長期休職、現場復帰かなわず

Fさんは証券会社の営業マン。

若いときからバリバリと業績を上げ、数年前からは地方の大型支店の支店長を務めて頑張っていました。そして念願がかなって支店の成績が全国トップになり、そのお祝いのパーティーで乾杯したとたんに、Fさんはバタンと倒れて病院に搬送されてしまったのです。

緊急検査の結果、Fさんは広範囲の脳梗塞を起こしていました。実はFさんは、30代後半から高血圧を指摘されていたそうです。健康診断を受けるたびに治療するように言われていたそうですが、大の病院嫌いで薬嫌い。「血圧の薬を飲み始めると、一生飲まなくてはならなくなる。薬には副作用もあるし怖い。ダイエットや運動をすれば、これぐらいの血圧なんて自分で下げられる」と言い続け

て、治療を拒否していたそうです。

しかし家族の話では、Ｆさんは支店長になってからは多忙を極めた毎日を送り、連日深夜に帰宅し、土日も滅多にゆっくり過ごすことなくしょっちゅう接待ゴルフやイベントなどに精力的に出かけていたそうです。40代を過ぎてからも高血圧はじわじわと悪化し、１７０／１００㎜Hgを超える状態になっていましたが放置したままでした。

本来はこのような高血圧の社員がいたら、産業医から受診するよう指導が入ったり、血圧が下がるまで残業制限などの就労制限措置がなされます。しかしこの会社は、本社にこそ産業医がいたのですが、地方の支店までは指導が十分に行き届いていなかったようでした。

Ｆさんは高血圧を放置した結果、動脈硬化も進行してしまいました。また不規則な生活のために、コレステロールや中性脂肪の数値も悪化していました。

その結果、ある日、Ｆさんの脳血管はとうとう詰まってしまい、大きな脳梗塞を起こしてしまったのでした。

左大脳半球の広範囲に及ぶ脳梗塞であったため、Ｆさんは2週間ほど生死の境をさまよい命は取りとめたものの、右半身のマヒが残り右腕も右脚も全く動かなくなってしまいました。

さらに脳の言語中枢もダメージを受け、言葉が十分に話せなくなってしまいました。言語中枢がやられると、思っている言葉が出なくなったり（運動性失語）、相手の言葉が理解できなくなってしまいます（感覚性失語）。

Fさんは、命こそは取りとめましたが、右半身のマヒと失語症のため働くことができない体になってしまいました。

高血圧を放置して倒れる

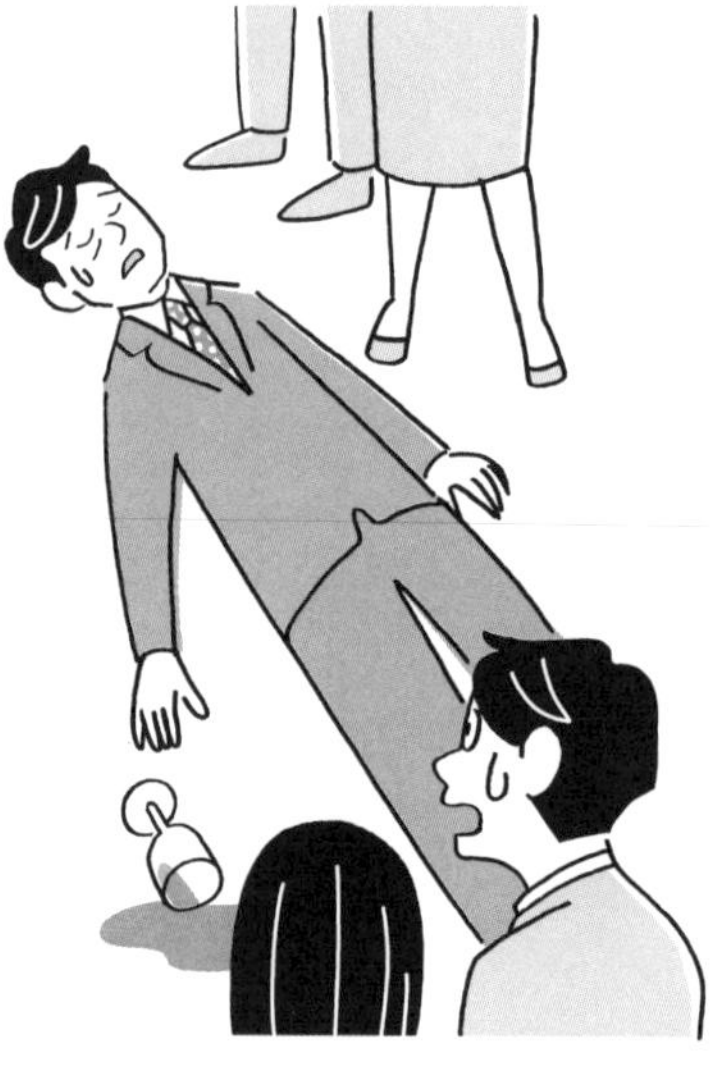

Fさんは、私が研修医時代に出会った忘れられない患者さんです。

Fさんは長い入院生活を経てリハビリの結果、半年後には杖を使った歩行ができるようになりました。言葉も「あ、これ」「うん、そう」などと片言ならば話せるようになってきました。

しかし失語症が完全に回復し、会話が十分にできるようになることは見込めない状態でした。結局Fさんは休職満了のあと、退職することになってしまいました。

社員には健康診断を受ける「義務」がある！

健康診断の結果を見ると、40代ぐらいから**血圧**や**血糖値**、**コレステロール**や**中性脂肪**など脂質関連の数値、肝機能を示す数値などに異常が出てくる人がグッと増えてきます。若いころからの暴飲暴食、喫煙、運動不足など、不健康な生活をしていた人ほど、異常値がどんどん出てくるのです。まさに今まで健康をおざなりにしていた人ほど、ツケが回ってくる時期だといえるでしょう。

私は産業医として多くの社員の健康診断の結果を日々チェックしていますが、Fさんのように高血圧が悪化したり、また糖尿病が本格的に出現して治療が必要になってきた人に出会うことがよくあります。

中には、あまりにも悪い数値のために、**就業上の制限**を会社に意見することもあります。**高血圧**や**糖尿病**、**肝機能障害**などが高度に悪化した人は、仕事中に危険な状態に陥ることがあるからです。

あなたは健康診断を毎年きっちり受けているでしょうか？

実は、社員が健康診断を受けることは、法律で義務として定められています。「労働安全衛生法」では、常時雇用する労働者に対して事業者（会社）が年1回、定期的に労働者の一般健康診断を実施することを義務付けています。それと同時に、この法律は、労働者側にも健康診断を受診する義務を課しているのです。

ちなみに労働者は必ずしも会社側が設定した医療機関で健康診断を受けなければならないわけではなく、自分のかかりつけ医などで健康診断を受けることも可能です。その場合は結果を会社に提出しなければなりません。

ごくまれに、「健康診断の結果は、個人情報だから会社に提出したくない」とダダをこねる人もいますが、法律で定められた項目（身長、体重、視力、聴力、血圧、尿検査、貧血、肝機能、血中脂質、血糖、胸部X線など）のデータは、会社に提出しなければなりません。

もちろん会社側は健康診断の結果について、慎重な取り扱いと個人情報管理の徹底を行わなければなりません。

ちなみに労働安全衛生法では、労働者の受診義務違反に対する罰則は設けていませんが、裁判例では「事業者は労働者に対して健康診断の受診を職務上の命令として命じることができ、受診拒否に対しては懲戒処分を行う」ことが認められたケースがあります。つまり1回受診し忘れた程度で処分を受けることはないかもしれませんが、もし何年にもわたって健康診断の受診を拒否し続けている場合は、業務命令違反として何らかの懲戒処分を科せられる可能性があるのです。

なぜこのような健康診断に関する取り決めが法律で定められているかというと、その根本は「**安全配慮義務**」にあるといえます。

よく過労死や過重労働の裁判の記事で、「会社の安全配慮義務違反が認められた」と書かれていることがありますよね。すべての事業者は、雇用している労働者を「健康かつ安全に働かさなければならない」という義務を負っているのです。

この安全配慮義務が事業者に強く課せられているからこそ、会社は健康診断を実施して社員の健康状態に応じた業務内容を検討しなければならないのです。

産業医がいる会社では、産業医が健康診断結果をチェックし、異常値が出ている社員については、2次検査や治療が必要な旨を会社側に伝えます。また健康状態が著しく悪化している社員に対しては、その状態に応じて就業場所の変更、残業や出張の免除などの就労制限を併せて意見します。

産業医がいない小さな会社では、地域の産業保健センターなどで産業医にチェックしてもらって同様の意見をもらいます。

ところで健康診断を受けた後、異常値が出て産業医や会社から2次検査に行くよう促されているにもかかわらず、受診や治療を拒否していたらどうなるでしょうか？

非常に血圧が高い状態や糖尿病が悪化していることを指摘され、産業医や健診医からもすぐに治療が必要と言われたのにもかかわらず、「**医者が嫌いだから**」と受診を拒否したり、「**薬を飲みたくないから**」と治療を断ったりする社員にときどき出会います。

例えば高血圧の場合、健診結果で１８０／１１０㎜Hgを超えているような状態であれば、おそらく産業医からは「治療して血圧が下がるまでは残業を免除」もしくは「血圧が下がるまで休業が必要」といった意見が出されることが多いでしょう。

高血圧が非常に悪化した状態のまま働き続けると、先ほどのFさんのような脳梗塞だけではなく、脳出血や心臓疾患、めまい、意識消失といったさまざまな体調不良が起きるリスクが高くなるからです。当然、社用車を運転するような仕事や高所作業や危険物を取り扱う仕事をしている場合は、血圧が正常化するまで従事させるべきではないという意見が出される可能性も高くなります。

糖尿病、不整脈などの心臓疾患、腎臓疾患、肝機能障害、貧血なども、治療していなかったり治療が不十分だったりして高度に悪化している場合は、何らかの就業制限が産業医から意見されることがよくあります。

すべての病気は早期発見、早期ケアが基本

産業医が就業制限措置を意見するまでの過程では、数年前から「要検査」「要精密検査」「要治療」などと健康診断の結果で指摘されているのにもかかわらず、2次検査や治療を受けず放置した結果、病状を悪化させてしまったパターンが圧倒的に多く見られます。

産業医としては、「もう少し早い段階で治療を始めてくれていたらここまで悪化せず、就業制限をかけなくても済んだのに」と非常に残念な気持ちになります。

就業上の制限をかけざるを得ない状態まで悪化させてしまうと、社員自身が存分に働けなくなりますし、場合によっては評価も下がってしまいます。

会社側も予定していた業務をこなしてもらえなくなるため非常に困りますし、代わりの人員を手配しなくてはならなくなったり、ほかの社員に余計な負担をかけざるを得なくなったりもします。

先ほど「健康診断を受けることは労働者の義務として労働安全衛生法で定められている」ということを述べましたが、実は労働者は健康診断を受ける義務だけでなく、「自分の健康を保つための努力をする義務」も負っています。これは「**自己保健義務**」と呼ばれています。

健康管理は労働者自身の身体や心の問題ですから、労働者自身も自分の健康を保とうとする行動や努力をとらない限り、いくら会社側が安全や健康を配慮しようと思っても難しくなるからです。

自己保健義務は簡単に言うと「労働者は、業務が提供できるような健康状態を自分自身でも可能な限り整える義務がある」ということです。

もちろん多くの病気の発症は遺伝や体質、さまざまな環境要因が絡んでいるため、本人の努力だけでは予防できないものです。

しかしもし健康診断で病気や異常が見つかった場合は、会社側は安全配慮義務に基づきそれ以上悪化させないように受診を促したり状態によっては就労を調整したりする一方、労働者側は自己保健義務に基づき速やかに健康を回復するための行動をとらなければならない、ということになるのです。

健康診断で異常値が見つかって産業医面談を行っても、

▼**「高血圧だけど、薬は一度飲むと止められなくなるらしいから絶対に飲みたくない」**
▼**「糖尿病で食事を制限するのは嫌だしお金もかかるから、治療はしたくない」**
▼**「酒を飲む楽しみを止めたくないから、肝機能が悪化していても病院には行かない」**

などと抵抗し、治療を拒否する社員もまれにいます。会社側は治療を社員に強要することはできませんが、健康状態が悪化したまま通常業務につかせることは安全配慮義務に反しますので、当然ながら悪化の程度によって仕事の制限がなされることになります。

さてもし会社が産業医の意見を無視して、その社員の病気が悪化していることを知っていたにもかかわらず、長時間労働などをさせて過労死が発生し、労災が絡んだ労働争議に発展したとしましょう。

この場合も裁判によって労働者側が自己保健義務を怠っていたことに原因があると判断

された場合は、労働者側に非常に不利な判決になる可能性があります。

実際の判例では、長時間労働を続けたのちに脳出血によって過労死が発生したシステムコンサルタント事件（東京高判平成11.7.28判時1702-88）が有名です。

この労働裁判では会社側の安全配慮義務違反があったと認めたものの、労働者側の自己保健義務違反もあるとされ、賠償《ばいしょう》額が過失相殺によって50％減額されてしまいました。「毎年会社から健康診断の通知を受けており、自ら高血圧であったことを知っていたにもかかわらず受診しなかったなど、自らの健康保持について何ら配慮していないこと」が理由の1つとされています。

ケース❷

50代になってから未経験部署に異動させられる

Bさんはブライダルサービス会社の50代のベテラン社員です。

広報企画室では6年以上仕事をしてきました。今の部署の仕事は気に入っていて、定年退職までここで仕事を続けたいと思っていました。しかし4月の人事異動で急にコールセンターへの配属を打診されました。
コールセンターは初めて担当する業務であり、全く興味もない部署です。Ｂさんはショックを受けて、人事担当者や上司に異動したくない旨を伝えて交渉しましたが、「広報企画室は人数を縮小し体制も刷新する予定だから、Ｂさんに用意できる仕事はない」と却下されてしまいました。Ｂさんは不承不承《ふしょうぶしょう》異動しましたが、１カ月後に産業医面談を希望してきました。

　面談室に入ってきたＢさんは、今までの経緯を私に説明したのち、「先生、ひどいと思いませんか？　私は６年以上、広報企画室で頑張ってきたんですよ。それなのにこの年になって全く経験のない部署に異動だなんて。いままで広報の仕事では大きな失敗をしたこともないし、それなりに頑張ってきたつもりです」と怒りの表情で会社への不満をぶちまけます。

　そして「コールセンターに移ってからも、どうしても納得いかないし、夜もイライラして眠れないんですよ。しょっちゅう電話が鳴っている環境にも慣れないから、頭痛も頻繁に起こるようになって、仕事を休むこともあるんです」と体調不良を訴えました。

　私はＢさんに「異動のストレスからくる不眠や食欲不振、頭痛といった体調不良が起こっているようなのでまずは治療が必要だと思います。医療機関は受診されましたか？」と尋ねると、「いいえ。だって体調不良の原因は明らかなんですから、薬で治療したってよくならないと思います」とBさんは不満そうに答えます。

そして「こんな状態になってしまって、コールセンターの仕事を続けていく自信がありません。先生からも人事に意見してもらえませんか？」とようやく本音を打ち明けてきました。

つまりBさんが産業医面談を申し込んできたのは、産業医から異動を見直すように会社に意見してもらいたいというのが目的だったのです。

私は「とにかくまずは心療内科か精神科で治療を受けましょう。体調不良で仕事に来られない状態がひどくなっては、どの部署でも仕事ができませんから。私からは人事へのフィードバックの際に、Bさんの気持ちを伝えておきます」と提案し、クリニックへの紹介状を書くことにしました。

50代でコールセンターに異動

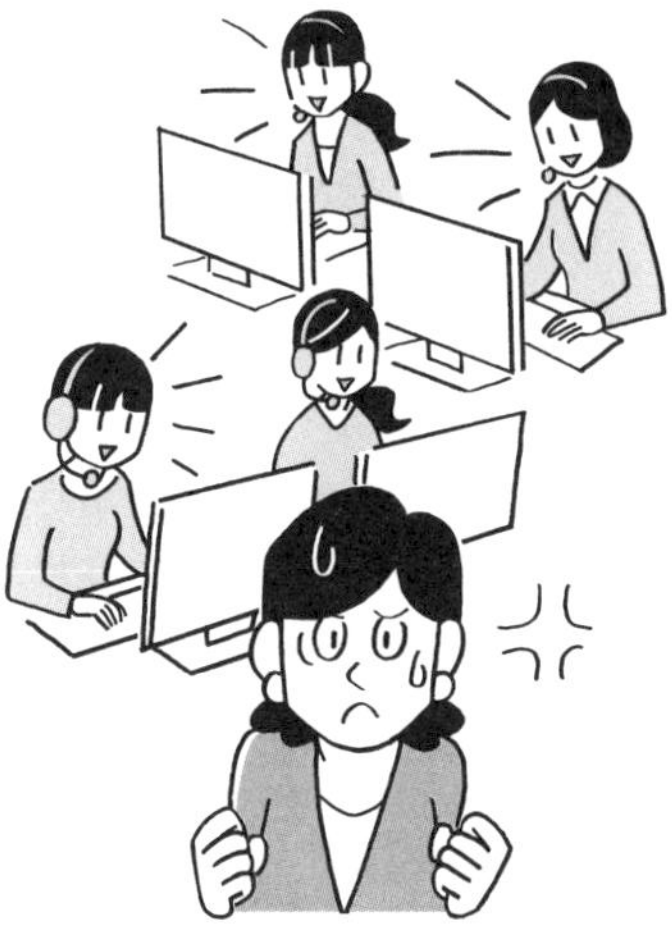

Bさんの件について人事担当者にフィードバックをしたところ、人事担当者は苦笑いし「やっぱりその話題でしたか。彼女が今回の異動について強い不満を持っていることはよく理解しています。しかし彼女の広報企画室での6年間の仕事ぶりは、決してほめられたものではなかったのです。職場で年長なのをいいことに、自分の苦手なパソコン作業は後輩に全部丸投げし、一向にスキルアップしようとしません。提案する企画やアイデアもどんどん時代遅れになっていることに気がつかないし、後輩のアイデアが採用されると陰で

ネチネチと不満や嫌味を言うので、上司が困っていたんですよ」と説明してくれました。

加えてBさんは今までも同じような不適応を起こしていて、すでに3回以上異動を繰り返していることがわかりました。「営業は嫌、店舗での接客も苦手、総務など管理部門のパソコン作業の多いところもダメだったから、もうBさんの受け入れ部署はコールセンター以外にないんですよね」とのことでした。

翌月に再び面談をすると、Bさんはメンタルクリニックを受診し睡眠薬や頭痛薬を処方され、症状は少しましになったとのことでした。

そしてBさんは「あれからまた人事面談があり、会社が私のことをどう評価しているかよくわかりました。本当はこんな低い評価の会社にはもういたくない。若かったらさっさと転職するところだけど、この年だと転職も難しいことはよくわかっています。仕方ないから定年退職までコールセンターで我慢しますよ」と、少し投げやりな調子でしたが、ふっきれたような表情で話してくれたのでした。

今までの仕事ぶりが総決算されていくベテラン世代

Bさんのようにベテラン社員になってから不本意な異動を会社から提示され、心身の不調を訴える例は、産業医として時々お目にかかるパターンです。

この年代になってから想定外の部署への異動は、かなりのストレスがかかります。50代前後からは若いころと比べると体力面でもメンタル面でも適応能力が落ちてくるので、新しい仕事を覚えたり新しいシステムになじんだりすることに対して、どうしても苦労が伴います。

また50代に入ると定年退職が近くなっていることから、自分なりに**組織人としてのゴール**をイメージしている人も多いため、そのイメージが不意に崩されてしまうと、なかなか修正が難しいようです。

そのためBさんのように産業医に不調を訴えて、なんとか自分の置かれた環境を変えようとする人も少なくないわけです。

しかし異動に関しては、あくまでも会社に決定権があります。会社はそれまでの仕事ぶりや能力、評価を総合的に判定し人事配置を決定していきますから、「この仕事が合わないから、変えてほしい」という個人的な希望が必ずしも通るとは限りません。

Bさんのように産業医に心身の不調を訴えても、会社が納得できる合理的な理由がない限り異動が見直されることは難しいのです。

ちなみに産業医が異動に強く関与できるのは、主に会社が労働法に大きく違反しているときです。

例えば月60時間を超える残業が恒常的に発生していたり、過労死基準といわれる月80時間超の残業が連続して発生している場合や、パワハラ、モラハラ、セクハラといった明らかに職場の人間関係に大きな問題がある場合です。

その他、心臓病や緑内障、てんかんなど持病があるにもかかわらず、運転業務や危険作業に従事するなど事故が起こる可能性が高い職務についている場合や、がんなどの重篤な病気が発覚し、現在の仕事をしていると症状が悪化する可能性が高い場合もそれに当たります。

このようなときは、産業医は会社に異動が必要である旨を強く意見しますし、会社も早急に検討することが多いのですが、Bさんのように「仕事が合わない、苦手である」ことを理由にメンタル症状が出た場合は、すぐに会社が動くかどうかはケースバイケースです。

中にはクリニックから「**適応障害**」という診断書を取得してきて「症状の改善のためには環境調整が必要である」と主治医からの意見を持ってきたりする社員もいますが、個人的な理由によって不適応を起こした社員の異動をかなえるのには限度があります。

さらにBさんのように過去に複数回、不適応を起こして職場を異動した経歴がある場合はかなり難しくなるでしょう。

若くて今後の成長の可能性がある社員ならば、会社は数回なら異動の希望をかなえてくれることもあるでしょう。しかし、それが連続してしまうと、規模の小さい会社であれば、「もう異動させる部署がない」という結果になってしまうのです。

Ｂさんは不承不承ながらもコールセンターの仕事を受け入れることに納得しましたが、もしこのまま異動に強くこだわって不満や抵抗を続けた場合は、**退職勧奨**《たいしょくかんしょう》されてしまう可能性もあったのではないかと思います。

年長者が職場で生き残るコツ

私はベテラン社員から「仕事や人間関係になじめない」と相談を受けたとき、ある女医の話をよくします。私の恩師であり90歳まで現役のフルタイム勤務医を続けていた中村恒子先生の話です。

数年前のことですが、中村先生が生涯現役であり続けることができた秘訣《ひけつ》を書籍にまとめる機会を得ました。それが『心に折り合いをつけてうまいことやる習慣』（すばる舎）という本です。

中村先生の話は、ベテラン社員が組織人として最後まで生き抜くために非常に役に立つものでした。ここでも一部ご紹介したいと思います。

①「仕事の好き嫌いに振り回されない、キャリアにこだわりすぎない」

90歳まで現役医師を続けていると聞くと、よほど医者の仕事が好きで使命感に燃えていたのかと思うかもしれません。しかし実は違うのです。

「出世したいとか、成功したいとか、何かを成し遂げたいとか全く考えたことなし。**自分と家族が食べていけるだけのお金を稼ぐために、目の前の仕事をしてきただけ**」と中村先生は淡々と話します。

中村先生は、終戦2カ月前の昭和20年6月、尾道からたった1人で医師になるため大阪に出てきて、現在の関西医科大学の前身である「大阪女子高等医学専門学校」に入学しました。そのとき、高等女学校を出たばかりの16歳。戦争末期の大阪はアメリカ軍による空襲が頻繁に繰り返されており、いつどこでB-29が飛んできて機銃掃射《きじゅうそうしゃ》されるかもしれないという恐ろしい状態の中での入学でした。

入学した理由は「お国のために医師になりたい」などではなく、「自活するため」でした。実家が貧しい上に子だくさんで生活が苦しかったところ、運よく大阪で開業医をしていた叔父が、「医師がみな軍に取られて国内で医者が不足しているから、成績がよいなら医専の試験を受けろ。受かったら学費の面倒は見てやる」と一族に声をかけてきたのです。そこで一念発起して受験し、見事合格した中村先生は、「とにかく自活できる仕事を得られるのであれば、何でもいい」という気持ちだったそうです。

医師になってからも60歳ぐらいまでは、ずっと「生活のため」に働いていたと言います。耳鼻科医の男性と結婚して子どもにも恵まれますが、夫は給料を飲み代に全部使ってしまう放蕩《ほうとう》人であったため、常に「生活するため」が仕事を続ける強い動機でした。

60歳を過ぎて子どもが成人したあとは、**「家にいてもすることがない**から、自分を使ってもらえて人の役に立てるうちは働かせてもらいましょか。もはや仕事は生活習慣の一部やから」と、相変わらずたんたんと仕事をこなしてきたそうです。

② 「声をかけやすい人になる。妙なプライドは捨てる」

私は、中村先生と3年ほど同じ病院で働いていました。そのときすでに中村先生は70歳を超えていましたが、若い医師や看護師、スタッフからとても親しまれていました。

その理由の1つは、「声をかけやすい」雰囲気にあると思います。

医師でも通常は60〜65歳が定年になることが多いのですが、先生はその年齢を超えても組織に求められる人材であり続けました。

病院のスタッフたちは「先生、この処置もついでにお願いできないですか？」などと気軽に頼みますし、先生は「ああ、ええよ」と自分の担当患者さん以外の雑用であっても、気軽に引き受けていました。

「先生、この患者さんのケアプランどうしましょう？」などと若い看護師から相談を受けたら、「そうやなあ、私はこう思うんやけど、あなたはどう思う？」などと、上意下達ではなく、常に相談しましょうという雰囲気で対話されていました。

「この仕事は私の仕事じゃない」とバリアを築くのではなく、自分のできる範囲で臨機応変にスタッフと協力するという姿勢を貫いていたのです。逆に自分がわからないこと、例えばパソコンの操作などは、「ちょっと教えて～」と素直にヘルプを求め、助けてくれたスタッフに対しては「ありがとう、助かったわ」としっかりお礼を述べ、まさに「**持ちつ持たれつの関係**」を築いていたのです。

この中村先生のような「しなやかで無理のない仕事のとらえ方、生き方」は、これからの時代に年長者が職場で生き残っていくための大きなヒントになるように思います。

ケース❸

原因不明の体調不良が続いたシニア社員

Jさんは健康食品会社のマーケティング部門の部長です。

5年以上、マーケティング部を率いて結果を出し続けてきました。

しかし昨年の春ごろから、Jさんの様子が変化し始めました。今まで快活でバイタリティーあふれる雰囲気だったのに、ちょっとしたことでイライラして部下を怒ったり、仕事の進捗を心配して何度も報告を求めたりするようになってきたのです。

そのうちJさんは滅多に笑顔を見せなくなり、だるそうに動くようになりました。大事な会議の時間にもボーっとしたり居眠りをしたりすることが増えてきました。

そこでJさんのことを長年知っている役員の1人が心配し、産業医との面談を受けるよう勧めました。面談室に入ってきたJさんは、どんよりした疲れた表情です。私が「最近、調子が悪そうだと心配されているようですが？」と尋ねると、ポツリポツリと話してくれました。

「6カ月ほど前に、認知症を患っていた高齢の父親が亡くなりました。死については覚悟をしていたのでショックはなかったのですが、遺産相続などの後始末がいろいろとあって精神的にかなり疲れました。しばらく休めば疲れがとれるだろうと思っていたのですが、半年たっても仕事に行く気力がどうしても出なくてねえ。もともと寝つきはあまりよいほうじゃなかったんですが、最近は横になって2時間以上たっても眠れないことが増えました。食欲も落ちてしまって、体重も減っています。仕事に集中しようとしても頭がボーっとしてしまって。会議で寝るなんて今までは考えられなかったのに、この前は取締役の前で居眠りしてしまって自分でも驚きました。こんな状態じゃ若い社員に示しがつかないと自分でも情けなくて……」

Jさんが抑うつ状態であることは明らかでした。さっそくメンタルクリニックに紹介状を書きました。Jさんが受診したところ主治医から自宅療養を勧められ、そのまま休職に入りました。診断書の病名は「うつ状態」でした。

8カ月ほどたってから、元気になったJさんが復職の診断書を持ってきました。再び面談をしたところ、診断名は「**LOH症候群**（男性更年期障害）」と書かれており、通院先もメンタルクリニックから大学病院の**泌尿器科**に変わっていました。

「いやあ、自分が男性更年期だったとは驚きましたよ。初めはメンタルクリニックでうつ病の治療を受けていたのですが、どうも症状が改善しない。そのうち主治医の先生が、もしかしたら男性更年期じゃないかって気づいて、泌尿器科に紹介してくれたんです。検査したらテストステロン値がすごく落ちていて。今はホルモン補充療法もやっています。お

50代で原因不明の体調不良に

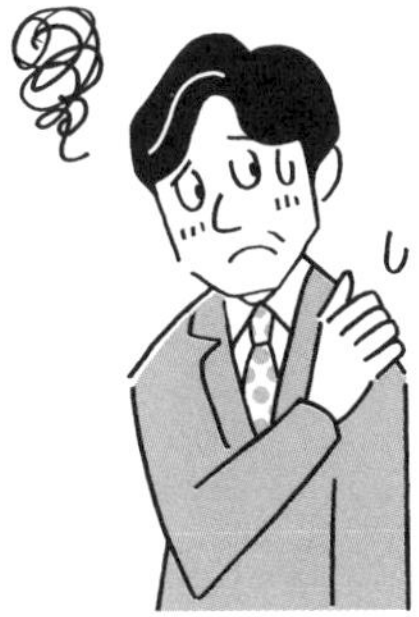

かげで少しずつ気力も回復して、趣味のゴルフにも行けるようになりました」と話すJさんは、見違えるような明るい表情。復職後は部長職を以前のようにこなされています。

更年期障害は女性だけではなく男性にもある

ベテラン女性社員が更年期障害のために、体調やメンタル不調に陥ることがよくあります。

女性は**閉経の前後**に大きく体内の女性ホルモン値が変化します。主に45～55歳ごろが更年期と呼ばれる期間ですが、この期間は卵巣の機能が低下し、**女性ホルモン**（エストロゲン）の分泌が急激に減少していきます。その結果、ホルモンのバランスの乱れに体がついていけなくなってしまうのです。

更年期の症状は多彩で、自律神経や精神状態にも不調が起こります。

主な症状は、次のようなものです。

▼動悸や息切れ、のぼせ、ほてり、発汗異常

▼頭痛や腰痛、肩こり、手足のしびれ感や関節の痛み

▼イライラ感、不安、落ち込み、不眠などのメンタル症状
▼めまい、耳鳴り、食欲の低下
▼皮膚や粘膜の乾燥、ドライマウス、尿失禁、外陰部のかゆみなど

更年期に起こるこうしたさまざまな症状のことを更年期症状といい、程度の差はあっても誰にでも起こるものです。中には、今まで元気で働いて家事も仕事も両立できていた人が、更年期症状によって社会生活に大きな支障をきたすこともあります。

そしてこの更年期症状が、実は男性にも起こることが明らかになってきました。

男性の場合は、男性ホルモンである**テストステロン**の低下によって発生します。精巣から分泌されるテストステロンの低下が原因による男性更年期はＬＯＨ症候群と呼ばれており、今までうつ病として治療されていた男性の中にも、このＬＯＨ症候群の患者がいることもわかってきました。

ＬＯＨ症候群の患者は潜在的には国内に６００万人ほどいると考えられ、発症は働き盛りの40～50代、定年退職を迎える60代前後に多く見られますが、70～80代の患者さんもいるようです。

症状としては、女性の更年期とよく似ています。

- ▼**憂うつ、気力低下、集中力低下、楽しくない、イライラする、不眠など**
- ▼**倦怠感、筋肉痛、関節痛、筋力低下、肩こり、頻尿、ほてり、のぼせ、手足の冷え、多汗、めまい、耳鳴りなど**
- ▼**性欲の低下、朝立ちの減少など**

男性更年期も人によって程度は違いますし、ストレスや過労なども症状に大きく影響します。

Ｊさんの例のように、うつ病と男性更年期の症状はよく似ていますし、判別は非常に難しいものです。うつ病は精神科や心療内科が専門ですが、**ＬＯＨ症候群は泌尿器科やメンズヘルス外来が専門です。**

ＬＯＨ症候群の可能性がある場合は、泌尿器科やメンズヘルス外来で血中テストステロン濃度を計測してもらうとよいでしょう。

老いの不安、定年後の不安がじわじわと押し寄せる

女性にとっても男性にとっても更年期症状は体の老化による現象であり、その程度は個人の体質のほか、ストレスの状況や疲労の具合によって大きく左右されます。

45歳前後からは、男性女性とも「**今までのような無茶はできない**」と自分に言い聞かせ体や心をいたわるようにしてください。

30代のころのように徹夜して睡眠不足になったり、食事や休息をおざなりにしたりして不規則な生活を続けて無理をしてしまうと、思った以上に疲労回復に時間がかかります。疲労が蓄積してくると気力も減退してきますし、仕事にも悪い影響が及びます。

老いることは多くの人にとって好ましくはない現象ですが、いくら最先端の医療技術をもってしても、老いに勝つことはできません。45歳前後からは、「体力も気力も若いころのようにはいかないのは当たり前」と潔くあきらめ、体にも心にも余裕のある仕事の仕方に切り替えていくようにしましょう。

そして50代に入ったならば、健康と体力を調整しつつ、**第2の人生**への計画を具体化し

ていく時期にも入ってきます。

人生１００年時代といわれる昨今、60代で仕事を引退しても、平均寿命まで20年以上あります。50代からは、少しずつ「**自分のラスト20年間**」をどう過ごすかについて、イメージや計画を立てていく必要があるでしょう。

ちなみに私も、数年前からこの時期に入りました。

私が「自分のラスト20年間」をイメージする上でヒントになると思っているのが、古代インドにおける「四住期」の考え方です。これについては、１９２ページから解説いたしますので、ぜひ参考になさってください。

コラム①

働く人の時間を「春・夏・秋」の3つに分類する

第Ⅱ部では、働く人を年齢によって大きく3つに分けました。

【若手】22〜30歳ごろ
【中堅】31〜45歳ごろ
【ベテラン】46〜60歳ごろ

この分類は、スペインの哲学者、ホセ・オルテガ・イ・ガセットの世代分類を参考にしています。

オルテガは、人生を0〜15歳の「児童世代」、15〜30歳の「青年世代」、30〜45歳の「成人世代」、45〜60歳の「壮年世代」、60歳以上の「老年世代」の5つに分類しています。

22〜30歳の【若手】は、オルテガの分類では「青年世代」。社会人としても言うなれば〝新米〟です。学生時代を終えて社会人となり、徐々に大人の世界に慣れていきながら、社会人としての振る舞い方や考え方を身に付けていきます。それと同時に、公私ともに自分の居場所や役割を見つけていく時代でもあります。

季節でいうと「春」。若葉がどんどん成長しつつ、自分が根を張る場所を見つけて若木へと成長していく時期です。

31～45歳の【中堅】は、オルテガの分類では「成人世代」。社会人としての真の成長・活躍の時代です。社会人としての基盤となるスキルが確立され、かつ体力の衰えがまだ本格的に始まっていないために、プレイヤーとしてどんどん仕事を精力的にこなしていきます。また、徐々に中間管理職として責任のある役割も与えられ、マネージャーとしての活躍の場が広がる人も多いでしょう。

季節にたとえると、まさに「夏」。頼りなかった細い若木がどんどん葉を茂らせて太くなり、枝には蕾《つぼみ》が膨らみ花を咲かせていきます。

46～60歳の【ベテラン】は、オルテガの分類では「壮年世代」。ベテランの社会人として身に付けたリーダーシップやスキルに磨きをかけつつ、組織のマネージャーとしての役割が大きくなっていきます。管理職となって地位や権威に満足感や充実感を味わう人も増え、社会的な責任もピークに達していきます。かたや老化が始まり、体力・気力の衰えも感じることが多くなり、自分自身の限界も見えてきます。季節では実りの「秋」。人生の果実が今までの頑張りに応じて実り始めます。

そして、その後の61歳以降は、オルテガの分類では「老年世代」。現役を一度リタイアして、多くの人が文字通り第2の人生に踏み出します。再雇用されて働き続ける人もいれば、新たな活動を始める人もいます。身体的には誰もが老化を強く感じ、人生の終末を強く意識した最後の旅の模索が始まります。

季節でいうと「冬」によくたとえられますが、平均寿命が90歳近くになった現在では、枯れ木が朽ち果てていくだけの空しく寂しい冬ではなく、「1つの時代の終わりからの再生の冬」として楽しむことが可能です。

現役時代のように社会という外側からの評価に翻弄《ほんろう》されずに、自分自身とじっくり向き合って「本当に自分の資質に合った生き方」をスタートさせることができる時代です。ひた走ってきた現役時代とは異なった別の立場や視点で、「真に豊かな人生とは？」をテーマに新たな旅が始まるのです。

コラム②

古代インドに学ぶ50代からの「備え方」

古代インドでは「**四住期**《しじゅうき》」と言って、人生を4つの時期に分けて、それぞれの理想的な過ごし方が古くから示されてきました。

ざっと概略を説明しましょう。

・**学生期**（がくしょうき）：目上の人や師のもとで心身を鍛えつつ、独り立ちしていくために大いに学ぶ時期

・**家住期**（かじゅうき）：社会の中心となって仕事に励み、一家の大黒柱となって子どもを育て、家を富ませる時期

・**林住期**（りんじゅうき）：家族や家のために働く役目を終え、世俗を離れ自分と再び向き合い、自分らしく生きる時期

・**遊行期**（ゆぎょうき）：この世に対する執念をなくし、悟りを求め、人生の終焉に向けて準備をする時期

50代以降は、林住期に入りつつある年代です。定年退職してから自分らしく生きるには何をしたらいいのか、何を準備しておくとよいのか、などと、新たな人生のスタートに向けてあれこれ想像をめぐらせながら、組織人としての最終章を生きていく時代だと思います。

50代を過ぎると体力や気力の衰えも切実に感じ、自分の職業人としての限界も見えてきて、若いころのように果てしない夢や理想が描けなくなってきます。ときには自分がだんだんと社会の中心から外れていくような感覚も味わうことがあります。

それは悲しくも寂しくもあるのですが、老いや衰えをいくら嘆《なげ》いても生物の宿命なのですから仕方のないことです。

私自身も老化を粛々《しゅくしゅく》と受け入れながらも、内心では林住期を楽しみにしています。

家族を扶養《ふよう》する義務や社会の評価や仕事のプレッシャーから自由になり、「本当に自分らしく生きる」とはどんな心地だろうか、と想像しながら、あれこれと自分がしたいことを探っていくのも、悪くないなと感じています。

ちなみに私は50の手習いとばかりに、以前から興味のあった絵画教室に通い始めました。本格的な林住期に入ったら、あちこち旅行に行き印象に残った風景を絵に描いてみたいなとイメージしています。

同年代のキャリアウーマンの友人は、会社を定年退職したら起業して、熟年女性を綺麗《きれい》にするためのメイクレッスンや交流会を開きたいと考えているようで、今はメイク術の研修に通って資格取得に励んでいます。

先日面談した60歳近い男性は、学生のころから細々と弾いていたギターを新調し、本格的なレッスンを再度始めたと話していました。定年退職後は仲間とともにバンドを組んで、病院や老人施設へ慰問《いもん》コンサートを行う活動をしたいと思っているとのことでした。

今まで仕事一筋だった人が定年退職したあとに、何もすることがなくて家でボーっと過ごすのは、意外とつらいものだとよく耳にします。中には実際に「定年うつ」になる人もいます。

50代からは老化を淡々と受け入れつつ、少しずつ自分の林住期について、ゆるゆると準備を始めていきましょう。

第 Ⅲ 部

カラダとココロがラクになる!

第Ⅲ部では、心と体を健やかに、ラクにするセルフケアを紹介していきます。

心と体は密接につながっています。体が疲れていては、どんなに楽しいことをやろうとしても、心はリフレッシュできません。逆に心が疲れているときは、体のだるさや肩こりなどの症状が出てきます。

ここでは、誰でもすぐできて確実に効果があるセルフケアを、【睡眠】【食事】【運動】【こころ】という4つに分けて紹介しましょう。

【睡眠】が不足すると、仕事でミスしたり、ストレスがたまってうつになったりしてしまいます。しかし忙しくて「過緊張」の状態になるとなかなか眠れないもの。しっかり体を休めるためにどうすれば快適に眠れるのかをお伝えします。

【食事】は心身の調子を万全に保つために、忙しくても栄養のバランスに気をつけなければなりません。体内で必要な栄養素が不足すると、メンタルにも影響が出てしまいます。忙しくてもバランスを崩さない食事のコツをまとめました。

【運動】も心と体を整える大切なファクター。でも仕事が忙しいとなかなか続かないですよね。日常生活の中で無理なく取り入れられる運動法をお教えします。

最後は【こころ】のメンテナンス方法。自分の心のエネルギー不足に気づいてあげることが大切です。ぜひ試してみてください。

10章

睡眠

ストレスが続いたら睡眠を最優先に！

世界一の睡眠不足大国、ニッポン

日本は残念ながら主要先進国の中でもトップを誇る**睡眠不足大国**です。

２０１８年の経済協力開発機構（ＯＥＣＤ）加盟国30カ国の調査で、日本は長年トップだった韓国を抜き、平均睡眠時間（15～64歳）が最も短い国になってしまいました。

その平均睡眠時間は7時間22分。ちなみに第2位の韓国は7時間41分で、30カ国中27カ国は8時間を超えています。

このデータを見て、「え？　自分は平日に7時間も眠れていないけどな」と、苦笑いする人も多いかもしれません。

それもそのはず、厚生労働省の２０１７年「国民健康・栄養調査」によると、20～50代では「平均睡眠時間は7時間未満」と答えた人が7割以上もいます。

2018年に成立した「**働き方改革関連法**」により、長時間労働の厳しい規制が本格化しました。その目的は、働く人の睡眠時間を確保するためにほかなりません。

私は自分が担当している企業で、月に80時間以上の時間外労働を行っている人を中心に「過重労働面談」を行うことが多いのですが、その9割以上は、睡眠時間が5時間を切っています。ひどい人になると4時間以下という人もいます。

もし、「ふ〜ん、5時間以下の睡眠って普通じゃない？」と思ったのならば、それはあなたが**ショートスリーパー**でもない限り、かなり危険です。

ショートスリーパーとは、「6時間以下の睡眠が連続しても、日中に眠気やパフォーマンスの低下、疲労を一切感じない」という短時間睡眠の体質を持つ人です。

歴史上の人物としては、真偽のほどは不明ですが、ナポレオンやダ・ヴィンチ、エジソンなどがショートスリーパーだといわれています。

私が産業医として面談していると、「自分は5時間以下の睡眠でも平気」と豪語《ごうご》する人に出会いますが、実は「休日には8時間以上寝だめしている」「平日にも何度かうつらうつらと昼寝をしている」という〝偽〟ショートスリーパーがほとんどです。

真のショートスリーパーは、人口の5〜8%ほどといわれています。80%の人は、7〜

8時間連続して眠らないと日中に眠気を感じたり、疲労が蓄積したりする、一般的な睡眠体質を持っているのです。

おそらく、この本を読んでいる方のほとんどが、ショートスリーパーではないはずです。

睡眠不足が続くと起こる恐ろしい事態

睡眠不足が続くと疲れがたまり、集中力や認知機能、運動機能がどんどん落ちていきます。

その落ち方は、想像以上です。ペンシルバニア大学とワシントン大学において行われた実験では、通常7～8時間の睡眠が必要な一般的な体質を持つ人を6時間しか眠らせなかったところ、精神的・身体的なパフォーマンスはどんどん低下していき、2週間後にはなんと「2日間徹夜した人」と同程度になってしまったそうです。

さらに恐ろしいのは、その実験に参加した人たちが「初めの数日はパフォーマンスが低下したと感じたが、そのあとはさほど実感がなかった」と言っていたことです（Sleep. 2003 Mar 15;26(2):117-26.）。慢性的な睡眠不足に陥っている人が、そのせいで仕事にミスが生じやすくなっているのに、その自覚がないというわけです。

睡眠不足は、産業事故のリスクを約8倍も高めるともいわれています。睡眠研究の世界的権威であるウィリアム・C・デメントは、その著書『ヒトはなぜ人生の3分の1も眠るのか?』（講談社）で、１９８９年に起こった巨大タンカー座礁による原油流出事故の原因は操縦士の睡眠不足による判断ミスであり、１９８６年に起こったチャレンジャー号爆発事故もＮＡＳＡ担当者たちの極度の睡眠不足があったと指摘しています。

私が面談した人たちの中では、睡眠不足が原因で、「重要な会議で質問の意味を取り違え、間違った回答をしてしまった」「クライアントとの約束をついすっぽかしてしまった」「勘違いから部下を怒鳴りつけて泣かせてしまった」といった問題を起こした人がいました。

また長時間労働による睡眠不足が原因となり、抑うつやめまい、動悸などを発症するケースも少なくありません。

「睡眠負債」きちんと返せていますか？

ノーマルな睡眠体質を持っている私たちにとっては、睡眠時間が7時間を切ると、すぐに「**睡眠負債**」が発生することになります。

この睡眠負債は、「昨夜は5時間しか眠れなかったので、今日は8時間寝る」というように、なるべく早く〝返済〟すれば、それほど問題にはなりません。健康な人であれば、平日は6時間ほどしか睡眠をとれなくても、土日にきちんと8時間以上眠って負債を返していれば、おそらく月曜日には元気に出勤できるでしょう。

私も7時間睡眠が必要な体質の持ち主ですが、平日は仕事の持ち帰りや子どもの世話などがあって、6時間程度の睡眠しかとれないことがよくあります。しかし週の半ばで7時間以上睡眠をとる日を作っているほか、土日の朝は「目覚まし時計セットなし」で寝ることにしており、たいてい平日よりも2時間は遅く起きています。

私の場合、これで睡眠負債がおおむね返済できているようです。一方、土日の午前中に用事が入ってしまって睡眠時間が短くなると、月曜のスタートが非常に気だるくなります。

睡眠負債の研究は現在進行形であり未知の部分も多いようですが、とにかく早め早めに負債を返すことがベストだとされています。

あなたはきちんと睡眠負債を返せているでしょうか？　もし次のような症状があるなら、睡眠負債が返せていない可能性があります。

▼電車で座ったり昼食後の休憩時間に、いつも眠気を感じてうとうと居眠りをする
▼日中はコーヒーやタバコがないと　頭や体をシャキッと保つことができない
▼退屈な会議では、しょっちゅう眠くなってうとうとしかける
▼夜は布団に入るなりあっという間に眠りにつく。いわゆるバタンキュー状態
▼車の運転中に、信号待ちなどでふっと眠気に襲われることがよくある

もし5時間以下の短時間睡眠の日が長く続いてしまうと、睡眠負債が大きくなりすぎてしまい、土日に多少遅くまで寝るぐらいでは返せなくなってくるため非常に危険です。睡眠負債は早め早めに返すよう心がけてください。

ちなみに、「土日に午後3時ぐらいまで寝ています」という人もいますが、正午を超えて寝てしまうと体内時計が狂ってしまうため、休日の極端な遅寝はお勧めできません。

もし短時間睡眠が続いたら、平日でも長く寝る日を作る必要があります。そのためには2章で述べたように、その日は思い切って残業を減らしたり家事をなるべくサボったりして、睡眠時間をなんとか捻出するようにしてください。

過労は体をむしばむ「サイレントキラー」

睡眠不足が続くと、体にも心にも疲れがどんどんたまってきます。この疲れの蓄積、すなわち「**過労**」が、非常に怖い健康被害を生み出すのです。

例えば過重労働が原因で過労がたまり始めると、次のような状態に陥りやすくなります。

▼**夜遅い食事が続き、脂肪が蓄積されやすくなり、体重が徐々に増えていく**

▼**睡眠不足と疲れのため代謝が悪くなり、体のだるさがとれなくなってくる**

▼**記憶力が低下し、機転が利かなくなり、うっかりミスなどが増える**

▼**精神的に不安定になり、イライラしやすくなり、人間関係がぎくしゃくしてくる**

▼**夜になっても仕事のことが頭から離れなくなり、寝つきが悪くなったり眠りが浅くなる**

さらに過労の蓄積が長期間にわたると、次第に次のような深刻な症状が現れます。

▼**倦怠感がひどく、頭も体もボーっとして思うように動かなくなる**

- ▼**仕事の効率が大幅に低下し、さまざまなミスや人間関係のトラブルが発生する**
- ▼**食事を楽しむ気力がなくなり、食欲が低下して痩《や》せてくる**
- ▼**免疫機能が低下し、風邪や感染症にかかりやすくなる**
- ▼**糖尿病、高血圧、心臓病、脳血管障害になるリスクが2〜3倍に跳ね上がる**
- ▼**自律神経の働きが崩れ、動悸、めまい、胃腸障害などの体調不良が本格化してくる**
- ▼**正常な思考力、判断力が低下してきて前向きな発想ができなくなり、本格的な不眠症やうつ症状が発生する**

過労はいわば「**サイレントキラー**」です。本人も気づかないまま、じわりじわりと疲れが蓄積していくため、元来が丈夫で健康な人ほど決定的な症状が出てくるまでに時間がかかります。

面談をしていると、体力や気力がある人ほど過労の初期症状が起こっていても無頓着で、全く気づいていないということもよくあります。

そして最も怖いのが、「**過労死**」です。過労の蓄積が進むと、不整脈、心筋梗塞や脳出血、脳梗塞といった命を奪う病気を発症してしまうことがあるのです。

ところで、中小企業の経営者の話をしていると、「うちの社員は仕事が大好きなので、自ら喜んで残業している」「法律で残業時間が制限されると、かえって社員の就労意欲を下げてしまう」という言葉を聞くことがあります。これは過労の恐ろしさを認識していない、とても危険な考え方です。

過労死は「**好きで仕事をしている人**」こそ注意しなければなりません。また、過労死に至らなくても、仕事を続けられなくなるほどの重い病気が発生する可能性があります。

いくら仕事が大好きでも、きちんと休息し疲労を回復させていかないと、心身が病んでいってしまうのです。

今すぐに始めるべき6つの睡眠ケア

良質な睡眠をとるためには、寝る前の時間にリラックスして、心身の緊張を解いておく必要があります。

人間は機械ではないので、今までバリバリと脳や体を動かしていた人が、急にパタッと電源をＯＦＦにするように体のスイッチを睡眠モードに転換して眠りにつくことはできません。ゆったりと心身の活動モードをＯＮからＯＦＦに切り替えていくための時間が必要なのです。

そこで就寝前には、意識して次の6つに気をつけながら過ごしてください。

① 寝る1〜2時間前はスマートフォンやパソコンなどに触れない

スマートフォンやパソコンなどの画面から発せられる**ブルーライト**を夕刻以降も浴び続けていると、脳が「昼間だ」と勘違いしてしまい、自然な眠気がなかなか訪れなくなります。またゲームなど画面が激しく動くものや、SNSでのコミュニケーションなども、脳

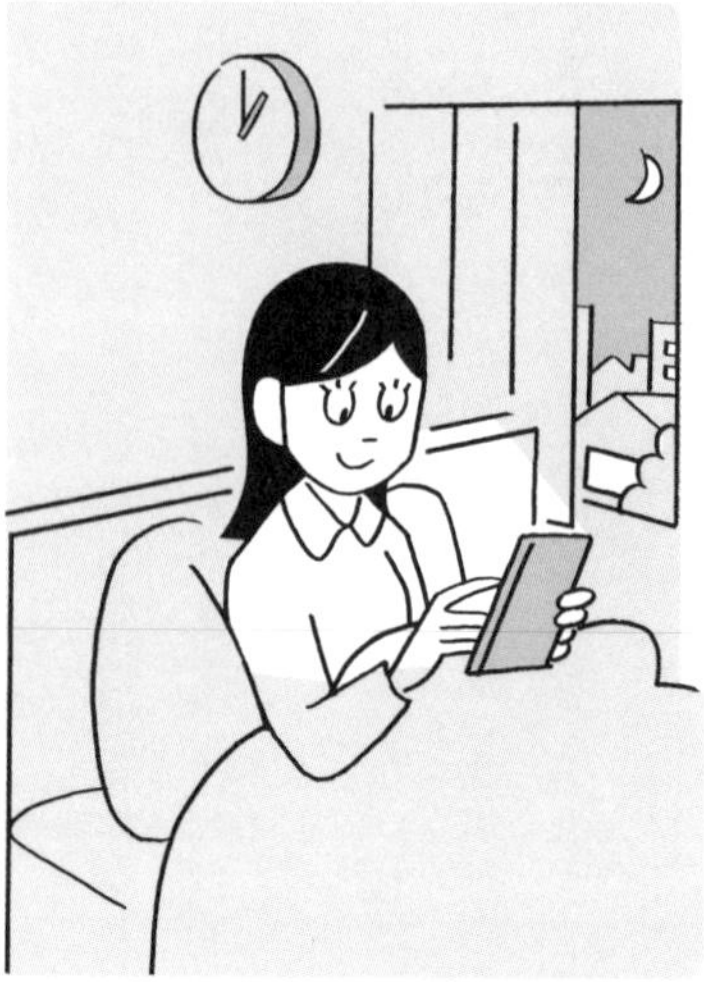

夜遅くのスマホはNG!

が活性化し不眠につながりやすくなります。

さらにリビングや寝室の照明に蛍光灯を使うのも避けましょう。蛍光灯の青白い光はブルーライトに近い波長を持っているからです。

② 夕食、団らん、入浴などをゆったり楽しむ

食事をゆったりとる、家族と団らんする、入浴を楽しむことは、交感神経の緊張をほぐし副交感神経への切り替えを促進するお勧めのリラックス法です。

ただし、寝る直前に熱すぎるお風呂に長く入るのはやめましょう。自然な眠気は、体の深部体温が一度上がり、低下してきたときに訪れます。夏場などは特に、入浴によって深部体温を上げすぎると、下がるのに時間がかかります。熱いお湯が好きな人は、寝る直前ではなく少し前に入浴しましょう。

③ 夕方からはカフェインを避ける

コーヒー、紅茶、緑茶などでカフェインをとると、約5時間は覚醒効果が続くとされています。そのため、夕方からは飲まないほうが無難です。代わりに、麦茶、ハトムギ茶、ハーブティーなどのノンカフェインの飲料がお勧めです。

④ 寝る２～３時間前に夕食を済ませておく

食事をすると胃腸の動きが活発になり、眠りを阻害しますので、夕食は寝る時刻の２～３時間前までに終えておくのが理想です。残業でどうしても食事が遅くなる場合は、思い切って職場で夕食を済ませてしまうなどの工夫をしましょう。

② 適度な飲酒量を心がけ、寝る３時間前からはアルコールを飲まない

アルコールが体内に残っていると、睡眠の質を悪化させます。晩酌する場合は、健康を損なわないとされる「適量飲酒量」（ビールならば７５０ｍＬ程度、日本酒ならば１合、ワインならばグラス２杯程度）にとどめ、眠る約３時間前には飲み終えるようにしましょう。

⑥ 暗く静かで、適切な温度の寝室で眠る

テレビを見ながらソファーでウトウトしていて気がついたら朝になっていた……という経験がある人は多いかもしれませんが、こういう眠り方では深い睡眠がとれません。睡眠中の光や音は熟睡を阻害してしまい、疲労回復が妨げられます。

基本的には暑すぎず寒すぎず、部屋の温度が適切にコントロールされた真っ暗な静かな

部屋で眠るのがお勧めです。真っ暗だと苦手と言う人は、豆電球程度のほのかな明かりにするようにしてください。

睡眠をきちんととれば、風邪などの体調不良も起こりにくくなり、当然ながら仕事でも安定したパフォーマンスが出せます。ぜひ、質の高い睡眠がとれるよう、セルフケアを心がけてください。

11章

食事

「いい加減な食事」が不調とうつを招く

食事を簡単に済ませていると疲れが抜けなくなる

忙しくなると睡眠時間を削るとともに、食事を簡単に済ませてしまう人は多いと思います。

1人暮らしの若手社員は、「朝は缶コーヒーだけ、昼はラーメンかそば、夜はコンビニの弁当か丼もの」といったパターンになりがちです。女性でダイエット志向がある人は、「朝は食べないか飲み物のみ、昼はおにぎりと春雨スープ、夜はサラダとお菓子だけ」というようなパターンも。

食事をおざなりにするということは、体にとって必要な栄養が不足してしまうということです。

脳では、**セロトニン**や**ドーパミン**などの神経伝達物質が非常に重要な役割を担っていますが、栄養不足になるとこれらの物質の材料も不足し、それにより判断ミス、意欲や集中力の低下などにつながってしまいます。

また睡眠中には脳の下垂体から**成長ホルモン**が分泌され、全身の組織のメンテナンスを行い、疲労が回復するのですが、この成長ホルモンも栄養不足によって十分に合成されなくなってしまいます。

栄養バランスがとれていない食事を続けていても、若いころは体力があるため何とかなるかもしれませんが、30代以降は体力も落ちるので疲労の蓄積が激しくなります。そのため、想定外のストレスがかかると耐えきれず、体調が悪くなったり病気になったりして、休職しなければならなくなる人も少なくありません。

コツは「赤・黄・緑」を1：1：1に

忙しくなっても栄養バランスのよい食事をとるにはどうすればいいでしょうか？

私は、食品を「**赤**」「**黄**」「**緑**」の3グループに分け、それぞれの量を見た目でおおむね1：1：1の割合で食べることをお勧めしています。

赤グループ：（筋肉や血液、ホルモンなどを作るたんぱく質）

肉、魚、卵などの動物性たんぱく質。豆腐、納豆などの植物性たんぱく質
チーズ、牛乳、ヨーグルトなどの乳製品（生クリームはのぞく）

黄グループ：（エネルギーになる炭水化物や油類）

ご飯やパン、麺類、お菓子、イモ類などの炭水化物
バター、サラダ油、オリーブオイル、生クリームなどの油類

緑グループ：（体の調子を整えるビタミン・ミネラル）

野菜や海藻、果物など
（※果物は果糖が入っているため黄グループとのミックス食品と考える）

「赤、黄、緑を1：1：1」の量をより具体的に示すと、1食あたりそれぞれ「手のひら」ぐらいずつ食べればちょうどよくなります。

赤グループの肉や魚類、大豆製品は、片手のひらサイズ（厚さも手のひら程度）。

黄グループは、ご飯を軽く握ったこぶし１つ分、パンや麺だと両手のひらに乗る量。

緑グループは、生野菜ならば両手のひら１つ分、加熱したものなら片手のひら１つ分。

このような栄養バランスを意識したメニューの例を挙げると、たっぷりの野菜とともに食べる「冷しゃぶ定食」や「肉野菜炒め定食」、野菜がたっぷり添えられた「生姜焼き定食」や、野菜小鉢をつけた「刺身定食」や「焼き魚定食」、たっぷりのサラダをつけた「チキンソテー」「ポークソテー」など。これならば、外食でも手軽に栄養バランスがとれ

栄養バランスをとる「1:1:1の法則」

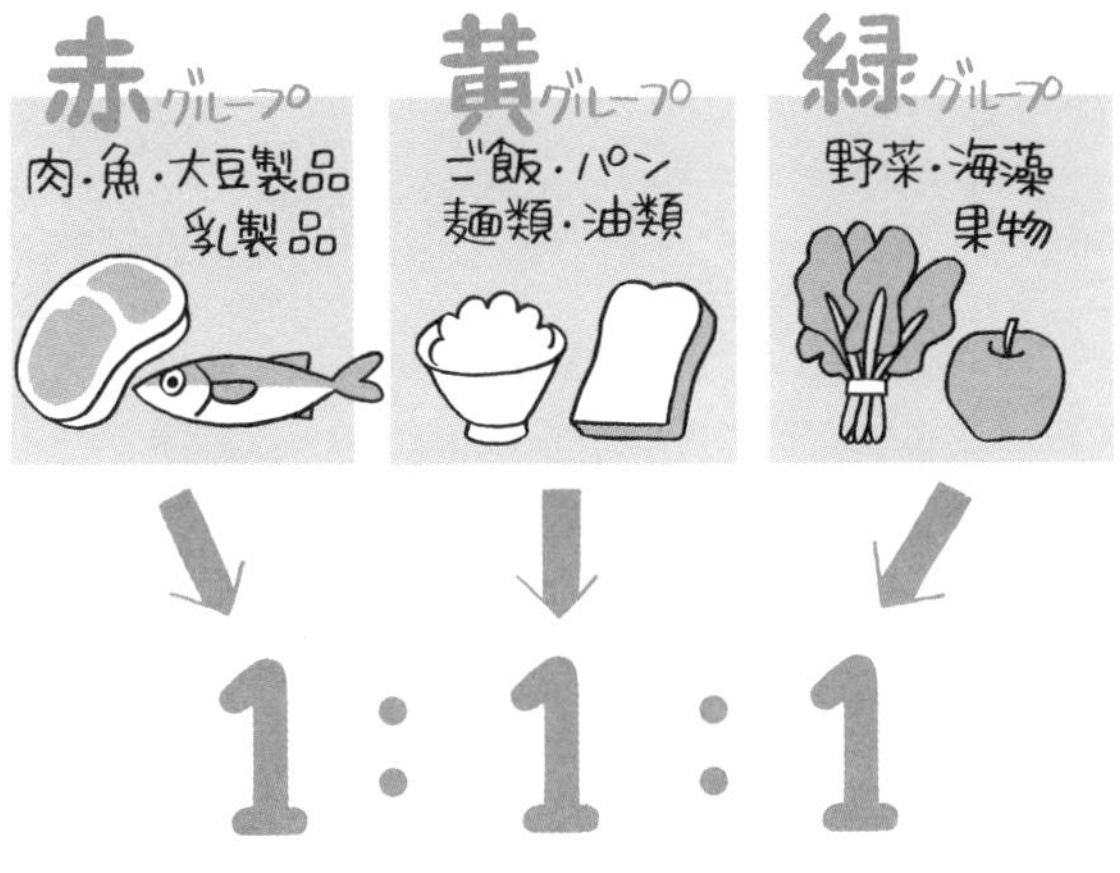

ますよね。

ハンバーグやトンカツ、ミックスフライなど、油っこいものを主菜にする場合は、油と同じ黄グループであるご飯を少なめに食べればバランスを保つことができます。

忙しいと丼ものや麺類を昼食にとる人も多いのですが、これらは単品だとどうしても1：1：1になりません。丼もの、麺類を食べるときは、具に卵や肉、魚介類などたんぱく質の多いものを選ぶ、ご飯や麺を少なめにして代わりに野菜サラダやおひたしなどを追加する、といった工夫をしましょう。

スーパーやコンビニでお弁当を買うときも、肉や魚などのメインと、野菜のおかずが多いものを選びましょう。時間がなくてハンバーガーやサンドウィッチで手軽に済ませたいときは、卵やツナ、ハム類など赤グループが具に入ったものを選び、サラダや野菜の惣菜を組み合わせたり野菜ジュースをプラスするだけでもバランスはかなり改善します。

食事が夜遅くなったときの太らないコツ

産業医として面談をしていると、「忙しいと帰宅が午前0時近くになり、お腹が空いて何か食べないと眠れない。それに、猛烈に仕事をしたのにビールも飲まずに寝るなんて、味気ない」と話す人がよくいます。

　夜遅くまで一生懸命働いて、やっと自宅に帰り着いたら、たとえ深夜だとしても、やっぱり食事とビールでリラックスタイムを味わいたいですよね。

　しかし夜遅く食事をしてすぐ寝ると睡眠に悪いだけではなく、脂肪がつきやすくなります。そこでどうしても夜遅くに食事をしなければならない人にお勧めなのが、「**分割食べ**」です。

　忙しいときは、先ほどの赤、黄、緑の分類のうち、まず黄グループ（炭水化物）を、午後7〜8時ごろに職場で食べます。そして、残りの赤と緑のグループは、帰宅してから食べるのです。

　炭水化物だけならば、コンビニで買っ

食事が夜遅くなるときの「分割食べ」のコツ

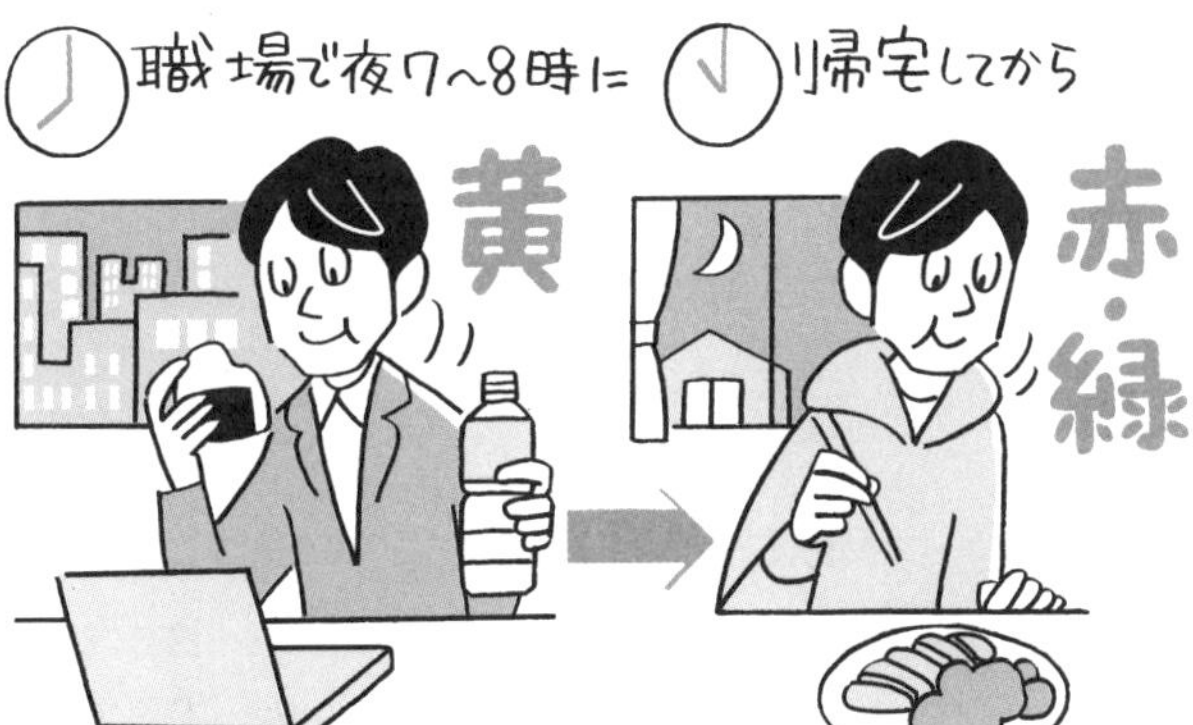

た**おにぎり**や**パン**、**サンドウィッチ**などを、デスクに座ったまま食べることができます。

そして帰宅後は、できるだけ油を避けた調理法（煮る、蒸す、焼く）で調理した赤グループの肉、魚、卵、大豆製品などのメインと、緑グループの野菜類を「**腹5～7分目まで**」食べます。メニューとしては、野菜をたっぷり入れた赤身肉の冷しゃぶや、同じく野菜たっぷりの鍋（1人前）、または、少量の油を使った肉野菜炒めなどがお勧めです。

野菜サラダやおひたしとともに、網焼きの肉や、焼き魚、刺身、ゆで卵、冷奴、おでんなどをメインディッシュとして食べるのもよいです。ちなみに添える野菜は、糖質の多いイモ類やコーン類などは避けましょう。

このとき**アルコール**がどうしても飲みたければ、缶ビール（３５０mL）1本、または焼酎水割り1杯、またはワイン1杯、または日本酒半合くらいならば、毎日でなければ寝る前に飲んでもいいでしょう。あとはノンアルコールビールで我慢してください。

寝る前でも、こうしたあっさりした料理を腹5～7分目ぐらいまで食べる程度なら、睡眠への悪影響はかなり抑えられます。炭水化物や油を極力とらないようにすれば、血糖値の上昇が抑えられるので太りにくく、かつ胃の負担も軽減されるのです。

夜遅くに帰宅してから食事をする人ほど、「食べる量は変わっていないのに体重がどんどん増えていく」と言います。そんな人は、ここで紹介した「分割食べ」を実践してみてください。

炭水化物は脳のエネルギー源でもあるので、午後7時ごろに食べることで、脳の疲れによる仕事のペースダウンも回避できます。残業しなければならないときにも、空腹を我慢して仕事をするよりは、はるかに効率的なのです。

12章

運動

忙しくてもできる「ながらウォーキング」

「座りすぎ」で病気になる!?

忙しいとなかなか運動する時間がとれないと思うかもしれませんが、適度に体を動かすと、ストレスが解消され、心と体をリフレッシュすることができます。

デスクワークが中心の人は、特に運動する必要があります。なぜならば、**「座りすぎ」**によってメンタルの悪化や、死亡率が高くなることが明らかになっているからです。

オーストラリアのシドニー大学の研究によると、日本人が1日に座っている時間の平均は7時間で、調査した20カ国のうちトップだったそうです。

座っている時間が長いと血流が悪くなり、筋肉の代謝が低下し、心筋梗塞、脳血管疾患、肥満、糖尿病、がん、認知症などになるリスクが高くなります。22万人の中高年を対象にしたオーストラリアの研究では、１日に座っている時間が4時間未満の人と比べて、11時間以上の人は死亡リスクが40％も高まるという結果になりました（Arch Intern Med. 2012;172(6):494-500.）。ＷＨＯ（世界保健機関）も、座りすぎが原因で、世界で年間２００万人が亡くなっている、と発表しています。

また日本の研究では、１日に12時間以上座っている人は、６時間未満の人と比べて、メンタルヘルスの悪い人が約3倍も多いことがわかっています（体力研究 2016;114: p.1-10）。

こうした座りすぎによる健康への悪影響を減らすには、**仕事中でも30分に1度は立ち上がって体を動かす**のがお勧めです。こまめにコピーやプリントを取りに行ったり、社内で誰かに用事があるときはメールで済ませるのではなくときどきは歩いて行ったり、立ってミーティングを行うのもよいでしょう。

無理なく続けられる「ながらウォーキング」

これに加えて、日常生活の中に上手に運動を取り入れることが大切です。

運動というと、多くの人が、ジョギングや水泳、テニス、サッカー、エアロビクス、ヨガなどを思い浮かべるかもしれませんが、どれも忙しいとハードルが高いですよね。無理に「やらなきゃ」と思うと、それがかえってストレスになってしまうことも。

忙しい人に試してもらいたいのが、日常生活の中で毎日気軽に続けられる「**ながらウォーキング**」です。

ウォーキングは、体に酸素をいっぱい取り込んで行う「**有酸素運動**」であり、さまざまな健康効果があることがわかっています。また、ウォーキングを「まとめて30分行う」のと、「1回10分を3回に分けてやる」のとでは、効果はそれほど変わりません。つまり、通勤の途中などに速いスピードで歩くだけで、手っ取り早く有酸素運動ができてしまうのです。

次のようなコツを意識して、「ながらウォーキング運動」を実践してみましょう。

- ▼自宅から駅までの道を少し遠回りして、息が少し弾む程度の速足で10分ほど歩く
- ▼駅ではエレベーターやエスカレーターに乗らず、階段を使う
- ▼車通勤している人は、駐車場から職場までを遠回りして速足で歩く
- ▼オフィスでは、3～4階分は階段を使う
- ▼ランチのあとに職場の周りを速足で歩く
- ▼リモートワークでは、始業の前後に10分ほど外を速足で散歩する

私は特別な運動はしていませんが、このような工夫でこまめにながらウォーキングして、毎日8000歩前後歩いています。

ながらウォーキングのほか、駅まで自転車で通勤するのもよい運動です。少し遠回りして距離を増やせば、さらに効果が高まるでしょう。

ウォーキングや軽いジョギング、サイクリングなどはすべて有酸素運動であり、また、メンタルにもよい影響があることがわかっています。

東邦大学医学部の名誉教授である有田秀穂氏は、『「セロトニン脳」健康法』（講談社＋α

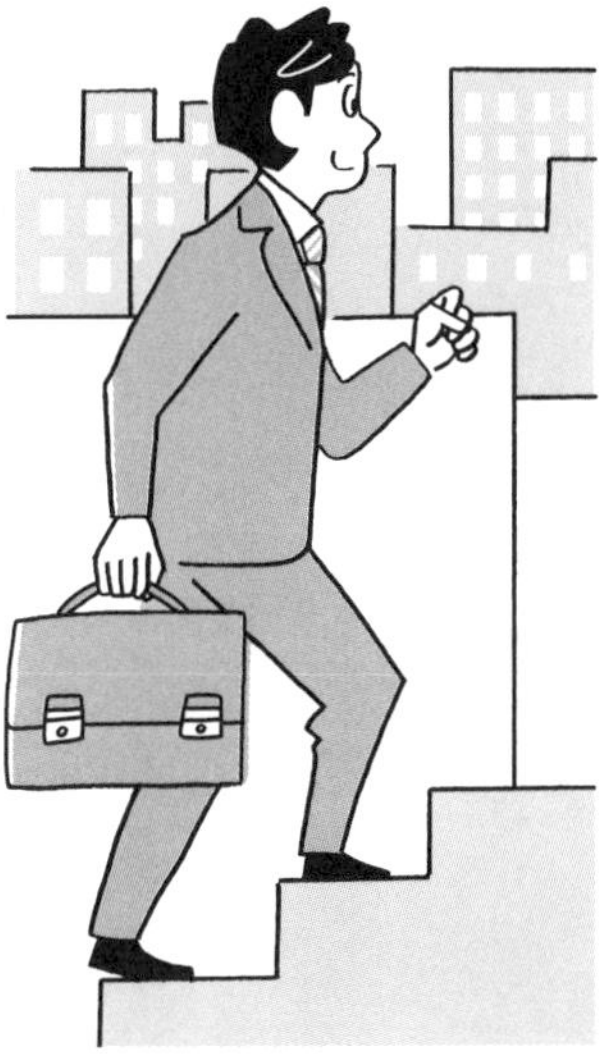
階段も運動になる！

新書）という著書で、ウォーキングや軽いジョギング、サイクリングのような「リズミカルな運動」には、脳内の**セロトニン**の分泌が促進される効果があると述べています。

セロトニンはストレスに対抗する脳内物質の代表であり、気分を落ち着け、不安や抑うつ気分を解消する作用があります。有田氏によると、リズミカルな運動を始めて5分ぐらいから脳内でセロトニンの濃度が高まり、20～30分でピークに達するそうです。

また**太陽光線**にもセロトニンの分泌が促される効果があるために、屋内よりも屋外でウォーキングやサイクリングを行えば、イライラや不安などの気分がリフレッシュされやすくなるでしょう。

リモートワークの際には、仕事する部屋に太陽光線が差し込むよう工夫するといいかもしれません。最近、リモートワークしている社員とオンラインで面談することが増えたのですが、中には集中したいからといって、日中であっても厚いカーテンを閉めて仕事をしている人に出会います。これでは、気分が落ち込みやすくなってしまうのではないかと危惧しています。

朝の「ラジオ体操」で気分もスッキリ

もう1つお勧めしたい運動が、「**ラジオ体操**」です。

ラジオ体操は、わずか10分でできる完璧に計算しつくされた全身のストレッチ運動として有名です。

ウォーキングは下半身の運動が主であり、上半身はあまり動かしません。そこでラジオ体操を行うと、ウォーキングでは使わない関節や筋肉を効率よく動かすことができるのです。

パソコン作業が多い人は、上半身が丸まって肩関節や首関節、背骨やその周りの筋肉がこわばりやすい状態になっています。

そもそも家事で洗濯物を干す動作をやっている人以外は、日常生活の中で肩から上に腕を上げることが少ないでしょう。そのため座り仕事が多い人は、**肩こり**や**首こり**、**腰痛**に悩まされるのです。

ラジオ体操を習慣化すると、普段あまり使わない腕、首、腰などの上半身の関節をまんべんなく動かすことができます。血行がよくなり、たまった疲労物質が代謝でき、筋肉や関節の動きがスムーズになります。

年を取ると関節が老化してきて、五十肩やひざの痛みに悩まされる人が急増していくのですが、ラジオ体操で毎日これらの関節を動かしておくことで、老化による関節の痛みを予防できるようになります。

もちろんヨガやピラティスなどでも全身をストレッチする効果がありますが、正しい方法や順序を覚えるまで、かなりの時間や努力が必要です。

ラジオ体操は全身ストレッチ

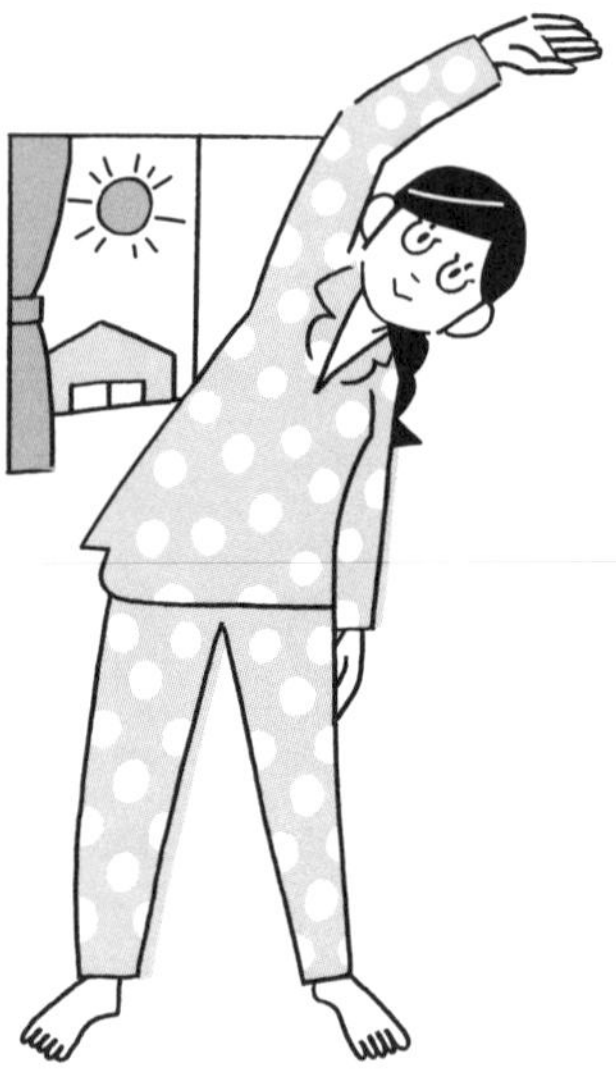

一方、ラジオ体操は日本で学校教育を受けた人であれば、すでに体にしみ付いていいます。ネットにラジオ体操の動画が配信されているので、誰でもすぐに始められるのです。

私も20年以上、ほぼ毎日、ラジオ体操を実践しています。動作を少し改良し、腕を頭のてっぺんまであげたり、太ももを大きく上げたりすることで、運動強度を上げています。朝食前にパジャマを着たままやると、体温が上がって気持ちがシャキッとしてきますし、朝食もおいしく食べることができるのです。

もともと製造業などの工場では、朝の始業前や昼休みに、社内全員でラジオ体操を行っているところが多数ありました。これもラジオ体操の健康効果を期待してのこと。リモートワークの時代だからこそ、ラジオ体操を積極的に取り入れたいですね。

13章

こころ

心のエネルギー不足をいち早くキャッチ

あなたの心の充電は何パーセント？

ここまでお伝えした睡眠、食事、運動の3つは、心と体の両方をケアするためのものです。心と体は密接につながっていますから、両方をきちんとケアしなければなりません。これらを実践した上でも場合によっては、「体は元気なんだけれども、心がどうも……」ということもあるでしょう。そこで最後に、心に特化したケアを紹介します。

私は心のケアの基本は、「**自分の心と向き合う時間を持つこと**」だと考えます。できれば毎日、自分の心と向き合って、自分の「正直な心の声」に耳を傾けてあげることがセルフケアの基本だと思うのです。

社会に出て仕事をしていると、「今日はもう疲れたよ」「本当は○○したいんだけどな」

といった自分の心を押さえつけて、つい無理をしてしまいますが、あまりにも自分の心を押さえつけすぎるとストレスがたまりすぎて心がダウンしてしまいます。

心がダウンするのを防ぐには、自分の心にエネルギーがどれぐらいたまっているのかをチェックする必要があります。

そのため、次のような「**ココロ充電池**」を思い浮かべてみてください。

自分の心が「充電式の電池」だとすると、そこからどんどんエネルギーを奪っていくのが「ストレス」です。ストレスによって緊張、不快感、プレッシャーなどが発生するた

ココロ充電池

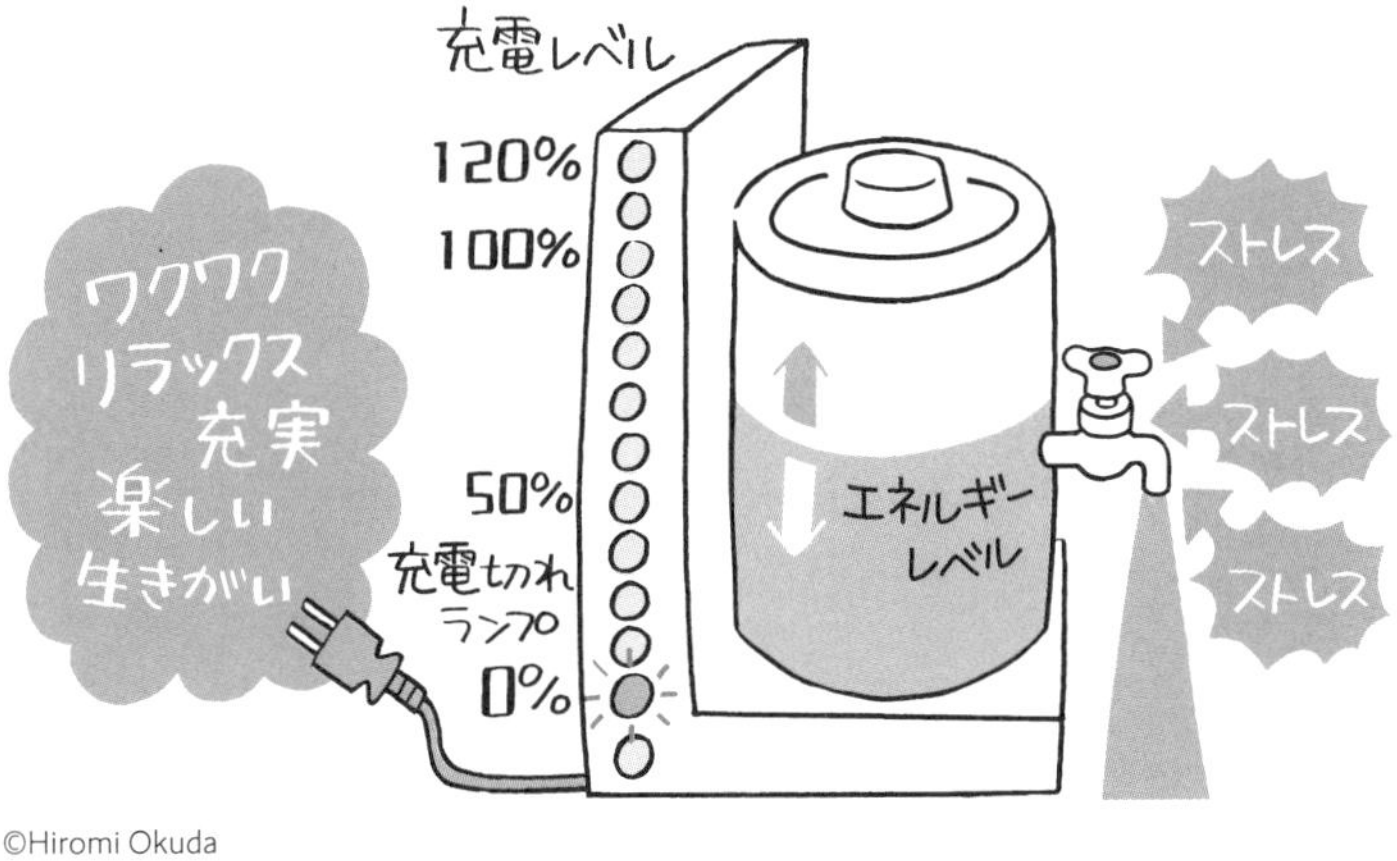

ココロ充電池は著者オリジナルのモデルです。商業目的にて断りなく使用することは禁じられています。

びに、心からエネルギーが流れ出ていってしまいます。

反対に、エネルギーを充電してくれるのが、次のような「自分の心が本当にしたいと思うこと」です。

- ▼**心が本当に望む、ワクワクすることをする（ただし健康によいこと）**
- ▼**心身が落ち着く、リラックスや休息をとる**
- ▼**健康によい、気持ちのよいことをする**
- ▼**自分の価値観に合った活動をして、心地よい充実感を味わう**

それでは、あなたのココロ充電池は、今どれぐらいの充電レベルでしょうか？

何の心配もなく元気いっぱいの状態が１００％、心身ともに疲れ果てて起き上がれない状態を０％だとします。

①充電レベル80％以上

心身ともに快調で元気だと考えられます。新しいチャレンジや、プラスアルファの仕事、苦手なことに取り組むのもＯＫな状態です。

②充電レベル50～70％の場合

悩みやストレス、睡眠不足などによって心身に疲労が蓄積してきている状態。エネルギーレベルがどんどん下がっているときは、仕事やプライベートの活動は、現状維持か必要最小限にとどめ、自分がやりたいリラックスや気分転換、休息によって心にエネルギー充電を積極的に行いましょう。

③充電レベル50％未満の場合

かなり心身が弱っていて要注意の状態。大きなストレスを抱えていたり、体に痛みや発熱があって体調が悪かったり、過労で倦怠感がひどいときは、しっかり休息を確保してエネルギー充電を優先しましょう。心身に気になる症状があったら、病院の受診も検討してください。

ぜひ自分の心の充電レベルをチェックするのを日課にしてみましょう。例えば、朝食時にチェックしてみて、もし60％程度に下がってきているのなら、その日はできる範囲でストレスになる行動を減らしてみることをお勧めします。先送りできそうな「苦手な仕事」

を延期したり、スキルアップのためにやっていた習い事をキャンセルしたり、ストレスを感じる家事をサボったりして、エネルギーの流出をできるだけ抑えます。

また、エネルギーの充電も取り入れます。**「とにかく眠りたい」**と心が望んでいるのであれば、その日は残業をせずに早く帰宅して、睡眠時間を多めにとりましょう。**「肉をがっつりと食べたい」「音楽を聞きながらソファーでのんびりくつろぎたい」**のであれば、それもよいでしょう。

そのときそのときで心が望むことは違うはずですから、正直に心の声を聞くことが大切なのです。

自分の「ストレスサイン」に敏感になろう

どんな病気も早く気づいてケアを開始することが大切ですが、これは体だけでなく、心の病気にも言えることです。

ストレスの蓄積によって心のエネルギーレベルが下がってきたときには、**「ストレスサイン」**が自分の心身に現れます。これをキャッチすることが大切なのです。

どのようなストレスサインが現れるかは、人によって違います。そのため自分に現れるストレスサインが何なのか、具体的に把握しておきましょう。まず過去に起きた「ストレス体験」を思い出し、心身にどのような変化が起きたかをリストアップしてみます。つらいことや悲しいことだけでなく、受験、就職、結婚、出産、異動などのライフイベントでも一種のストレス状態になるので、思い出して書き出してみてください。

心と体に現れる代表的なストレスサインを以下にまとめてみました。これらを参考にして自分自身に現れやすいストレスサインをピックアップしてみましょう。

〈心のサイン〉

▼漠然とした不安がある。落ち着きがなくなり、ソワソワする

▼怒りっぽくなる、イライラする、キレやすくなる

▼興奮しやすくなる、涙が急に出てくるなど、感情が不安定になる

▼他人に嫌悪感や恐怖感を覚える。電話に出たり人に会ったりするのがおっくうになる

▼寝つきが悪くなる。夜中に何度も目覚めたり、早朝に目覚めて眠れない。夢ばかりみて熟睡できない

▼強迫観念や心配癖が出てくる（例えば、鍵を閉めたかどうか、目覚まし時計をかけたかどう

かなど、不安になって何度も確かめてしまう。地震や事故など、今まで気にとめなかった未来のリスクについて、妙に心配でたまらなくなる）

▼楽しさや、うれしさを感じにくくなり、趣味や遊び、身の回りのことをするのもおっくうになる

▼物事に集中できなくなり、作業や仕事、勉強の能率が落ちる

▼周りの人が自分を非難しているように感じてしまう。何をやっても失敗するように思うなど、極度に自信がなくなる

▼甘いものやタバコやコーヒー、酒などが急に増えてしまい、自制ができない

〈体のサイン〉

▼筋肉の緊張が強くなり、肩こり、腰痛、頭痛などがひどくなる

▼下痢や便秘、胃もたれ、胃痛、腹痛など消化器系の不調が出てくる

▼疲労感、倦怠感が増す。一晩寝ても、疲れがとれない

▼過剰な食欲が出て体重が増え続ける。もしくは、食欲が落ち体重が減り続ける

▼風邪を引きやすくなる。原因不明の微熱が続く

▼高血圧やアトピー、喘息《ぜんそく》などの持病が原因なく悪化してくる

▼めまい、耳鳴りが出現する

▼原因不明の動悸や息苦しさをしばしば感じるようになる

ストレス源から距離をとる

心の健康のためには、ストレスの原因がはっきりしている場合は、できるだけその原因を取り去ったり、関わりを薄めたりすることが大切です。

例えば、苦手なクライアントの担当を任されたことがストレス源となっている場合は、その担当を降ろしてもらうことができれば一番の解決法です。しかし、そうもいかない場合は、無理せずに上司や同僚にヘルプを求めて「**関わりを薄める**」ことを考えます。担当者を複数にすれば、関わりが薄まりストレスが減ることもよくあります。

ストレス源から物理的に遠ざかる時間を作るのも効果的です。職場がストレスの場合は、支障のない範囲で半日だけでも有給休暇をとって休んでみる。逆に家庭で何らかのトラブルが発生しているときは、仕事からの帰り道に30分でもカフェでリラックスできる時間を持つのが有効な場合もあります。

同時にできるだけ体の疲労をいやすことも重要です。繰り返しになりますが、心と体は密接に関係していますので、心が弱っているときは体も疲労していることが多いのです。ストレスサインを感じ取ったら、睡眠や食事によるケアを入念にして、速やかに体の疲れをとり去るといいでしょう。

栄養のあるものをしっかり食べて、しっかり寝れば、心のエネルギーレベルも回復しやすくなっていきます。

心のエネルギーレベルが落ちているときは、生活上での「**変化**」を増やさないことも大切です。3章で解説したように、変化はストレスを生みます。そのためストレスサインが出ているときには、新しい変化を増やすことはできるだけ避けましょう。

例えば、新しい仕事を引き受ける、新しい習い事を始める、ダイエットや禁煙にチャレンジする、遠方に旅行に出かけるなどは、すべてストレスの上乗せになってしまいがちなので避けたほうが無難です。

また、ストレスサインが現れているときは、できるだけ自分の「**○○したい**」を優先させ、「**○○しなければならない**」を極力減らします。「○○しなければならない」と思ってする行動は、自分にムチを当て、無理やりやっているためにエネルギーの消耗度が高くなります。

ストレスサインが出ているときは、自分で自分を甘やかして、「〇〇したい」を優先させ、ちょっとわがままに生活しましょう。例えば、普段は自分でしてしまう仕事でも、他人に頼めるものは頼む。または、期日を遅らせてもらえるよう交渉してみてもいいでしょう。

こうしたケアをしても、ストレスサインがなかなか消えないときは要注意です。ストレスサインが2週間以上にわたって続き、仕事や日常生活にも支障が出るようなことがあれば、ためらうことなく、病院を受診してください。心のサインが出ているのであれば心療内科や精神科を、体のサインの場合は該当する体の部位を扱う科を受診して、医師に相談しましょう。

「ストレスチェック」も活用しよう

ここまで、「ココロ充電池」で自分の心のエネルギーレベルをチェックしたり、「ストレスサイン」で心身の兆候をとらえたりする方法について解説してきました。

もっと総合的・客観的に自分が抱えているストレスについて調べるためには、「**ストレスチェック**」を活用することもできます。

ストレスチェックは、２０１５年に労働安全衛生法が改正された際に、従業員50人以上の企業に対して1年に1度実施することが義務化されました。バランスよく職場のストレスをチェックできる方法ですので、ぜひ積極的に活用していきましょう。

厚生労働省の「5分でできる職場のストレスセルフチェック」というサイト（http://kokoro.mhlw.go.jp/check/）では、誰でも気軽にストレスチェックを受けることができます。

5分でできる職場のストレス
セルフチェック

このストレスチェックでは、57項目にわたる質問に答えることで、結果が「ストレスの原因因子」「ストレスによる心身の反応」「ストレス反応への影響因子」という3つのカテゴリーに分けたレーダーチャートとして提示されます。そして、総合的に「高ストレス状態」かどうかが判定されます。

なお、結果のうち「ストレスの原因因子」では職場のストレスの原因が絞れます。「ストレスによる心身反応」ではメンタルのストレス反応を詳しく知ることができます。「ストレス反応への影響因子」では職場とプライベート両面の人間関係によるストレスへの影

ストレスチェックの結果（例）

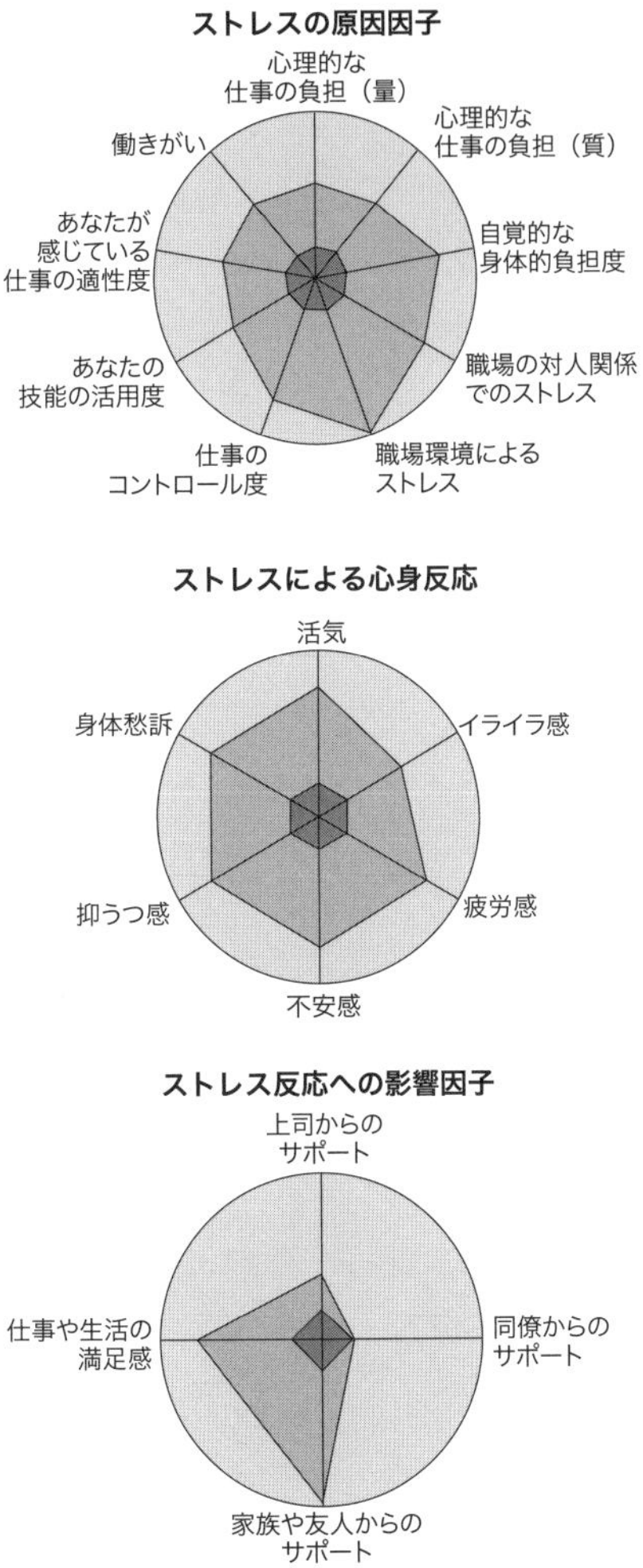

※中央の色の濃い部分が「要注意ゾーン」

響を探ることができます。

1年に1回だけでなく、「なんだか最近、気持ちが晴れないな」と感じたら、その都度気軽にチェックしてみましょう。自分のストレスに具体的に「気づく」ことが、ストレスチェックの一番の目的です。その結果、高ストレス状態と判明したならば、職場の産業医や保健師、または地域の心療内科や精神科の医療機関で相談することをお勧めします。

おわりに

本書を最後までお読みいただき、ありがとうございました。

精神科医、産業医として、私がこれまで出会ってきたみなさまから教えられたこと、気づいたこと、そして日々頑張っているみなさまに提案したいことを、本書には余すことなく書かせていただきました。

冒頭でも触れたように同調圧力の強い日本の会社組織で働く人が、人間関係では常に「和」を求められつつも、他方では成果や業績を個人として上げ続けていかなければならないのは、非常に大変なことです。

残念ながら働く人のストレスはいくら対策を立てたとしてもなくなることはありません。手を変え品を変え日々発生してくる様々なストレスに対して、本書の内容を参考にしながら、ぜひ賢くたくましく対処していっていただきたいと思います。

本書の最後に、ストレスと上手に付き合っていく指針として、「3つのR」についてお伝えしたいと思います。

- ▼「Rest」（レスト）：休息と睡眠
- ▼「Relaxation」（リラクゼーション）：くつろぎ
- ▼「Recreation」（レクリエーション）：気晴らし

この3つのRはこの順番に行っていくことに重要な意味があります。

1番目は「Rest」（レスト）。心や体にストレスを感じたときには、まずしっかり休息と睡眠をとり心身を休ませる時間を持ってください。本書で詳細に解説しましたが、良質な睡眠と食事をとって心身を正しく休めることは、あらゆるストレスに対処していくための最も重要な基本です。この基本が抜けていると、いくらストレス解消によいと言われる各種のリラクゼーション法やセラピーもほとんど効果が得られないのです。ストレスを感じたときには、まずはしっかりとRestを意識しましょう。

次に2番目の「Relaxation（リラクゼーション）」。これは心身の緊張を緩めゆったりとおだやかにかつ心地よい状態で過ごすことです。たとえばソファーでゆったりと寝そべって日光浴をする、気の置けない家族や親しい人と会話をゆっくり楽しむ、心地よい自然の中でのんびりすごす、体に負担のかからない程度のストレッチ、マッサージなどが、ここに入ります。

ストレスが発生すると、全身の筋肉が緊張して血圧が上がり心拍数が増え、精神状態がいつもより過敏になってしまいます。だからこそ「ゆったりと心身の緊張を緩める時間」が必要になってくるのです。

ちなみにゲームやＳＮＳ、インターネットに長時間没頭するのは、Relaxationになりません。本書でも解説したようにＩＴ機器に触れる時間が長いほど眼精疲労や肩こり、頭痛といった体調不良の原因となりますし、ＳＮＳでの交流は精神的な負担になります。ストレス時にはＩＴ機器の利用はできるだけ短時間にとどめておくほうがよいでしょう。

そして3番目の「Recreation」（レクリエーション）。これは、スポーツ、ガーデニング、コンサート、映画、ショッピング、旅行といった各種の遊びや趣味、娯楽の活動が入ります。若い人の中には、ストレスがかかると即、こうしたレクリエーションを行おうとする人がいますが、RestやRelaxationがとれていない状態で遊びや娯楽、スポーツなどに興じても、さらに心や体の疲労を上乗せしてしまうだけです。

かつて私がメンタルヘルスケアに関わっていた会社で、繁忙期にストレス度が高い長時間労働をこなしたあと、すぐに有休をとって海外旅行に出かけた社員が、帰国後に体調不良とメンタル不調に陥った例がありました。RestやRelaxationで心身の回復がないままに、海外旅行という楽しいけれども非日常の「変化」「緊張」が重なる体験をしたことで、体力が底をついてしまったのでしょう。

まずは睡眠と食事でしっかりRestをとって疲れた心身を癒したのちに、緊張を緩めるRelaxationの時間を過ごし、そして余力や時間があればRecreationを楽しむという順序で、ストレスを上手に賢く解消していただきたいと思います。

例えば忙しく時間に追われる平日はとにかくRestをできるだけ確保するように意識しながら過ごし、土日などの休日には心身の疲れ具合に応じて、Rest → Relaxation → Recreationを臨機応変に計画していくのはいかがでしょうか？

組織で元気に働き続けていくために最も大切なことは、あなたが自身の心と体の「よきオーナー」となることです。ご自分の内側から発せられるサインや声に敏感に気づき、手厚くメンテナンスを行うセルフケアが不可欠なのです。

本書を読まれたみなさまが、ストレスを上手にコントロールして、健やかで晴れやかな毎日を末永く送っていただけますようお祈りいたします。

２０２１年　春陽まぶしい東京にて　奥田弘美

参考文献

1章

Thomas Talhelm, Xiao Zhang, Shige Oishi, Chen Shimin, Dechao Duan, Xiaoli Lan, Shinobu Kitayama.Large-scale psychological differences within China explained by rice versus wheat agriculture. Science. 2014;344:603-607. doi: 10.1126/science.1246850

西條辰義編『実験経済学への招待』（ＮＴＴ出版）

佐藤直樹、鴻上尚史『同調圧力：日本社会はなぜ息苦しいのか』（講談社現代新書）

2章

厚生労働省「労働経済の分析：世代ごとにみた働き方と雇用管理の動向」（２０１１年）

内閣府「消費動向調査」（２０２０年）

厚生労働省「平成20年技術革新と労働に関する実態調査」（２００９年）

厚生労働省「ＶＤＴ作業における労働衛生管理のためのガイドライン」（２００２年）

3章

夏目誠、村田弘「ライフイベント法とストレス度測定」Bull. Inst. Public Health.1993;42(3):402-412.

4章

厚生労働省「労働安全衛生調査」（２０１８年）

安田宏樹「職場環境の変化とストレス：仕事における希望」社會科学研究 ２００８年59(2):121-147.

9章

中村恒子、奥田弘美『心に折り合いをつけてうまいことやる習慣』（すばる舎）
ダニエル・レビンソン『ライフサイクルの心理学』（講談社学術文庫）

10章

厚生労働省「国民健康・栄養調査」（２０１７年）
Hans P A Van Dongen 1, Greg Maislin, Janet M Mullington, David F Dinges. The cumulative cost of additional wakefulness: dose-response effects on neurobehavioral functions and sleep physiology from chronic sleep restriction and total sleep deprivation. Sleep. 2003 Mar 15;26(2):117-26. doi: 10.1093/sleep/26.2.117.
ウィリアム・C・デメント『ヒトはなぜ人生の3分の1も眠るのか？』（講談社）

12章

Hidde P van der Ploeg 1, Tien Chey, Rosemary J Korda, Emily Banks, Adrian Bauman. Sitting time and all-cause mortality risk in 222 497 Australian adults. Arch Intern Med. 2012 Mar 26;172(6):494-500. doi: 10.1001/archinternmed.2011.2174.
甲斐裕子、角田憲治、永松俊哉、朽木勤、内田賢「日本人勤労者における座位行動とメンタルヘルスの関連」体力研究 ２０１６年１１４巻：1-10
有田秀穂『「セロトニン脳」健康法：呼吸、日光、タッピングタッチの驚くべき効果』（講談社＋α新書）

著者略歴

奥田弘美（おくだ・ひろみ）

精神科医（精神保健指定医）・産業医・労働衛生コンサルタント
株式会社朗らかLabo 代表取締役

1992年山口大学医学部卒。精神科医、そして約20の事業所の産業医として、日本経済を支える働く人の心と身体のケアを日々応援&サポートしている。これまでにメンタルケアを担当したビジネスパーソンは累計2万人以上。マインドフルネスやコーチングを活用した心の健康法も、執筆やセミナーなどにて提案している。

著書には『1分間どこでもマインドフルネス』（日本能率協会マネジメントセンター）、『心に折り合いをつけて うまいことやる習慣』（すばる舎・共著）など多数。

#「会社がしんどい」をなくす本
いやなストレスに負けず心地よく働く処方箋

2021年6月7日　第1版第1刷発行

著　者　　奥田弘美
発行者　　南浦淳之
発　行　　日経BP
発　売　　日経BPマーケティング
〒105-8308 東京都港区虎ノ門4-3-12
https://gooday.nikkei.co.jp/

ブックデザイン　小口翔平＋加瀬梓＋後藤司（tobufune）
イラスト　福田玲子
編集　竹内靖朗

DTP制作　アーティザン・カンパニー
校正　円水社
印刷・製本　大日本印刷株式会社

ISBN 978-4-296-10950-0

本書籍に関するお問い合わせ、ご連絡は下記にて承ります。
https://nkbp.jp/booksQA

日経Goodayの好評既刊

肺炎を正しく恐れる

大谷義夫 著

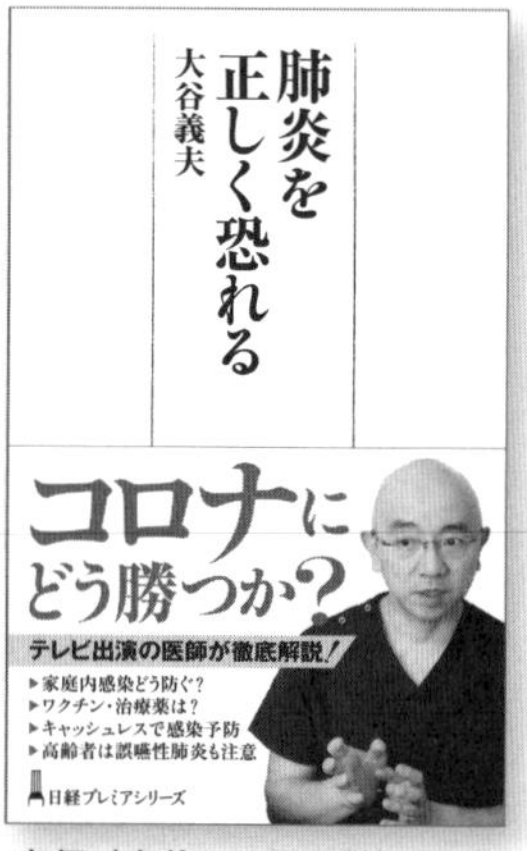

今、必要なのは、正しく知って
正しく恐れること。
最前線で闘う呼吸器専門医
が徹底解説!

日経プレミアムシリーズ　定価:(本体850円+税)

もくじ

第1章　新型コロナウイルスによる肺炎は、これまでと何が違ったのか?

第2章　かからない、うつさないために

第3章　リスクが高い人、低い人の違い

第4章　日本人はなぜ肺炎で死ぬ人が多いのか

第5章　「最期は肺炎」を避けるために今すぐやるべきこと

第6章　実録・新型コロナにかかった医師